RECHERCHES CLINIQUES

SUR LE

DÉLIRE HYPOCHONDRIAQUE

VALEUR SÉMÉIOLOGIQUE

PAR

Le Docteur A. JOURNIAC

Interne des Asiles de la Seine
Licencié ès sciences naturelles, ancien Externe des Hôpitaux
Ancien Interne de l'Hôpital de Rothschild
Ancien chef du Laboratoire de Thérapeutique de la Faculté de Paris

PARIS

LECROSNIER ET BABÉ, ÉDITEURS

23, PLACE DE L'ÉCOLE-DE-MÉDECINE, 23

1888

RECHERCHES CLINIQUES

SUR LE

DÉLIRE HYPOCONDRIAQUE

— VALEUR SÉMÉIOLOGIQUE —

AUTRES PUBLICATIONS DE L'AUTEUR

Contribution à l'étude des Angiomes du Foie (in *Archiv Physiologic*, 1879), 2 planches.

Note sur les nerfs secréteurs de la glande de Harder chez le lapin (en collaboration avec le Pr Vulpian), (in *Comptes rendus de l'Académie des sciences*, 1879).

Du traitement de la Fièvre typhoïde à l'hôpital de Rothschild (in *Bull. Thérap.*, 1883).

Observation de Sarcome angiolithique de la dure-mère (présentation à la Société Anatomique), in *Bull. Soc. An.*, 1886.

Folie des dégénérés et folie intermittente (observation lue à la Société méd. Psychologique, 1887).

PARIS. — IMP. A. LANIER ET SES FILS, 14, RUE SÉGUIER.

RECHERCHES CLINIQUES

SUR LE

DÉLIRE HYPOCONDRIAQUE

— VALEUR SÉMÉIOLOGIQUE —

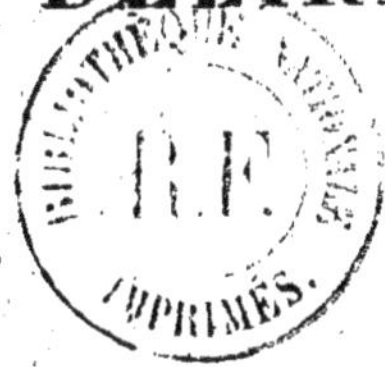

PAR

Le Docteur A. JOURNIAC

Interne des Asiles de la Seine
Licencié ès sciences naturelles, ancien externe des Hôpitaux
Ancien Interne de l'Hôpital de Rothschild
Ancien chef du Laboratoire de Thérapeutique de la Faculté de Paris

PARIS

LECROSNIER ET BABÉ, ÉDITEURS

23, PLACE DE L'ÉCOLE-DE-MÉDECINE, 23

—

1888

AVANT-PROPOS

Depuis deux ans que je suis interne dans le service de l'admission, à l'asile Sainte-Anne, M. le Dr Magnan m'apprend tous les jours à ne voir dans la forme délirante qu'un symptôme.

Au-dessous de ce délire qui fait immédiatement saillie à l'examen du malade, se trouve le terrain mental sur lequel il évolue, et c'est surtout ce que doit rechercher le clinicien.

Cet état mental est-il équilibré ou déséquilibré? Le malade présente-t-il cette pondération, cette coordination des facultés qui le désigne aux yeux de tous comme le type normal? Présente-t-il, au contraire, une émotivité exagérée, une mémoire insuffisante, a-t-il enfin une défectuosité psychique qui le marque au coin de la dégénérescence?

Est-il affaibli? Et s'il est affaibli, l'est-il en partie ou en totalité; en partie comme dans les lésions circonscrites, dans l'aphasie, par exemple; ou en masse comme dans la paralysie générale?

Tels sont les problèmes dont la solution est le terrain mental.

Le terrain ainsi défini, quelle est l'idée délirante? Est-elle simple, comment a-t-elle évolué? Y en a-t-il plusieurs, sont-elles coordonnées ou dissociées? Est-ce que l'une d'elles est prédominante?

Cette méthode est la seule qui puisse bien définir le

malade et dont l'application aboutit tous les jours à la destruction des monomanies.

Le but de ce travail essentiellement clinique est d'exposer les résultats de l'application de cette méthode à l'étude de l'hypocondrie.

Toutes mes observations ont été prises sous la direction de mon savant Maître, je le prie d'accepter la dédicace de ce modeste travail comme un faible gage de ma reconnaissance.

Qu'il me soit également permis de remercier M. le professeur Bouchard du bienveillant intérêt qu'il m'a témoigné en acceptant la présidence de cette thèse.

RECHERCHES CLINIQUES

SUR LE

DÉLIRE HYPOCONDRIAQUE

— VALEUR SÉMÉIOLOGIQUE —

I

Considérations historiques et critiques

Nous ne croyons pas nécessaire ni même utile de faire un long et monotone historique de ce qu'ont décrit les anciens et les modernes sous le nom d'hypocondrie; nous nous contenterons de chercher dans les critiques de nos contemporains, l'idée la plus nette possible de ce que l'on comprend aujourd'hui sous ce nom.

Beau, dans son *Traité d'auscultation*, et plus tard à l'Académie de médecine, défend l'entité hypocondrie et définit très nettement ce qu'en pensaient les anciens. « On n'attendra pas de nous, dit-il, que nous reproduisions une à une les descriptions de l'hypocondrie données par chacun des médecins que nous venons de nommer. En agissant ainsi, nous allongerions considérablement notre article sans compenser cet inconvénient par une utilité réelle, attendu que ces différentes descriptions se ressemblent toutes au fond.

« Il suffit donc de présenter les caractères les plus saillants de la symptomatologie que l'on trouve dans les ouvrages des auteurs précités et notamment dans celui d'Highmore qui, sous le rapport symptomatologique, est, comme ce médecin nous l'apprend, et comme il est facile de le voir, la reproduction fidèle de tout ce qui était écrit à ce sujet » (1).

Suit l'énumération de ces différents symptômes, leur discussion, et Beau conclut en disant : « Il faut donc regarder le tableau symptomatologique d'Highmore comme l'expression de la vérité, à condition toutefois qu'on y ajoute les bruits artériels.»

Plus loin il ajoute : « Ainsi, en supposant deux individus affec-

(1) *Traité d'auscultation*, 1856, p. 479 et suivantes.

tés au même degré et depuis la même époque, de dyspepsie, l'un
'il est nerveux, présentera tous les caractères de l'ampliation
atonique du cœur, tandis que chez l'autre, doué de plus de soli-
dité dans l'innervation, on ne constatera que les seuls symptômes de la dyspepsie. » Et il résume en trois séries les symptômes de l'hypocondrie.

1º Une série initiale de symptômes gastro-intestinaux, les gaz,
la douleur d'estomac, les vomissements, la constipation, etc.

« 2º Nous avons aussi une double série de symptômes dépendant
de l'état du sang, qui est tout à la fois privé de ses globules et
surabondant dans sa masse; à l'insuffisance des globules, se rat-
tachent la pâleur légère de la face, le froid aux pieds, les lassitudes
spontanées, la mollesse des chairs etc.; tandis que la céphalalgie
pulsative, la lourdeur de tête, la dyspnée après l'exercice, etc.,
se rapportent à la polyémie.

« 3º Enfin il y a une série de symptômes purement nerveux
qui donnent un cachet caractéristique, essentiel à l'hypocondrie,
ce sont : les névralgies du dos, qui, selon Highmore, sont prises
souvent pour des accidents néphrétiques, les névralgies de la
tête, celles des nerf intercostaux et celles des pieds et des mains.
Les sensations singulières accusées par les malades, l'anal-
gésie et l'anesthésie, la toux nerveuse, la dysphagie et un point
sous-sternal dyspnéique qui part de l'estomac et qui monte souvent jusqu'à la gorge sous forme de boule comme chez les hystériques. Il faut rapporter également à cette troisième série de
symptômes nerveux la tristesse mélancolique, et surtout ces
terreurs exagérées qui tourmentent continuellement les malades
et qui jouent un si grand rôle dans l'hypocondrie. »

On le voit, Beau fait partir l'hypocondrie des lésions de l'estomac et du sang : « Du reste, dit-il, tous les auteurs anciens sont
à peu près unanimes pour fixer le siège de l'hypocondrie dans la
zone des hypocondres et l'épigastre. C'est ainsi qu'on a
tout à tour fait dépendre cette maladie de l'estomac (Hippocrate,
Dioclès, Highmore, de Le Boë, Hoffman, etc.), de la rate (Gallien,
Avicenne, Fernel, Sennert, Willis etc.) du colon (Ettmuller), de
la veine porte (Stahl, Juncker, etc.) » Et il définit lui même l'hypocondrie « une dyspepsie flatulente qui se lie à l'existence des
bruits artériels avec prédominance de différents symptômes nerveux parmi lesquels il y a assez souvent de la nosomanie.»

Ainsi Beau arrive à embrasser presque complétement l'opinion
des anciens sur l'étiologie de l'hypocondrie, mais comme nous

l'avons vu plus haut, il avoue lui-même que sans le tempérament nerveux, l'hypocondrie resterait une simple dyspepsie. Il distingue absolument son hypocondrie de la nosomanie; nous reviendrons plus tard sur ce point.

A côté de cette opinion extrême plaçant le siège de l'hypocondrie dans l'estomac et les phénomènes sympathiques dans l'encéphale, il nous semble intéressant de placer l'opinion d'auteurs qui, tout en ne confondant pas la névrose appelée hypocondrie avec la nosomanie, en ont placé le siège primordial dans le cerveau et ont considéré les phénomènes dyspeptiques comme secondaires.

Cullen d'abord dit : « que l'état de l'esprit qui distingue spécialement l'hypocondrie est l'effet de la rigidité des solides, de l'engourdissement de la puissance nerveuse et de l'équilibre particulier entre le système veineux et le système artériel qui se manifestent dans un âge avancé, et qui, dans tous les temps de la vie, existent plus ou moins dans le tempérament mélancolique (1) », et il place l'hypocondrie parmi les adynamies, second ordre de la classe des névroses.

Georget, qui le suit, s'explique encore plus clairement lorsqu'il dit que l'hypocondrie est une cérébropathie et désigne sous ce nom « diverses affections du cerveau, généralement caractérisées par des désordres dans les fonctions de cet organe, le plus souvent sans fièvre, sans mouvements convulsifs, sans dérangement bien manifeste de la raison, de la faculté de juger des rapports des choses (2). » Et à la lecture attentive de ses observations, on s'aperçoit bien nettement qu'il s'agit de phénomènes cérébraux non imaginaires et qui peuvent se compliquer d'idées hypocondriaques qu'éveillent de plus en plus les troubles de la sensibilité générale et de troubles viscéraux, de dyspepsie, par exemple.

Falret presque en même temps veut appeler cet état encéphalopathie, et quoique d'une façon moins systématique il en place également le siège dans le cerveau.

On le voit, ces auteurs font partir l'hypocondrie d'un état de névrose cérébrale se compliquant parfois de craintes exagérées de la maladie, mais la distinguent toujours d'une vésanie quelconque. D'ailleurs le rapprochement que Georget établit entre l'hystérie et l'hypocondrie montre bien qu'il voyait là une né-

(1) *Médec. pratiq.*, § 1230.
(2) *Physiologie du système nerveux*, p. 324, tome II.

vrose dans laquelle la nosomanie n'entre qu'à l'état de complication et au même titre que la dyspepsie.

Nous le voyons, dans l'hypocondrie de Beau et dans celle de Georget, se trouve un état nerveux commun plus ou moins mobile, que d'autres auteurs très nombreux avaient considéré comme phénomène principal de l'hypocondrie et qu'ils regardaient comme une névrose.

Ils voyaient dans l'hypocondrie un état spécial de faiblesse du système nerveux qu'ils ont plus ou moins rapproché de l'hystérie.

Parmi ces auteurs, nous ne citerons que l'opinion des principaux : Sydenham, qui confond l'hypocondrie avec l'hystérie, croyant que l'hystérie se montre surtout chez les femmes et l'hypocondrie chez les hommes. Il est suivi dans cette voie par Dumoulin, Pressavin, Pomme, etc.

D'autres, distinguant l'hypocondrie de l'hystérie, voient dans la première un état de faiblesse spécial du système nerveux, tels sont : Whytt, Pierre Franck, Sauvage (qui distingue nettement une hypocondrie proprement dite et une maladie imaginaire pouvant se compliquer elle - même des troubles organiques), Selle, Tissot, Joseph Franck, etc. D'autres enfin semblent chercher la cause de l'hypocondrie dans une névrose du tube digestif, amenant des troubles psychiques qui retentissent sur la sensibilité générale et créant ainsi une névrose plus ou moins généralisée qui se complique d'état intellectuel dans lequel la crainte des maladies et d'une mort prochaine est fréquente. De cette opinion mixte sont Joseph Frank, Barras, Louyer, Villermay, Brachet, ces deux derniers, et surtout Brachet, croyant que l'hypocondrie peut naître quelquefois de la névrose d'autres systèmes viscéraux. On le voit, jusqu'ici il s'agit, dans les descriptions qu'en font les auteurs, de troubles sensoriels plus ou moins mobiles, plus ou moins généralisés ; admettant, en général comme terrain, une prédisposition névropathique. Jusque-là, la seconde partie du plaidoyer de Beau sur la distinction de l'hypocondrie et de la nosomanie nous semble parfaitement applicable.

« Il nous semble, en un mot, dit-il, qu'on doit comprendre les rapports de l'hypocondrie et de la nosomanie de la même manière à peu près, que l'on comprend ceux de la rage et de l'hydrophobie. En effet, on sait que la rage a l'hydrophobie comme symptôme, mais on sait aussi que l'hydrophobie peut exister sans être liée à la rage et que la rage ne s'accompagne pas nécessaire-

ment et toujours d'hydrophobie. Eh bien ! on peut en dire autan.
de l'hypocondrie et de la nosomanie. »

« Effectivement, l'individu affecté d'hypocondrie est le plus
souvent nosomane et cela se conçoit; les symptômes de l'hypocondrie tels que nous les avons exposés, frappent pour ainsi dire
tous les appareils et d'une manière grave en apparence; d'un
autre côté, la maladie peut se prolonger longtemps; il est facile
de comprendre que l'hypocondriaque éprouve des terreurs extraordinaires et du désespoir au sujet de tout ce qu'il ressent. Mais
d'autres fois la nosomanie, bien que parfaitement caractérisée,
n'est plus liée à l'hypocondrie; elle existe comme affection idio-
pathique ou se présente comme le symptôme d'une maladie autre
que l'hypocondrie.

« D'autres fois, enfin, les différents symptômes qui constituent
l'hypocondrie, tels que la dyspepsie flatulente, les battements
et bruits artériels, les palpitations, la dyspnée, la céphalalgie
pulsative, les éblouissements, les vertiges, les sifflements
d'oreille, etc., tous ces symptômes, dis-je, existent sans être
accompagnés du symptôme nosomanie (1). »

Nous avons parlé jusqu'ici d'auteurs décrivant sous le nom
d'hypocondrie, un état général dont ils discutent beaucoup plus
l'étiologie que la nature, et la plupart notent à un degré plus ou
moins avancé de la maladie, des troubles de l'intelligence parmi
lesquels se remarque le plus souvent un état d'anxiété extrême
dans lequel les malades se croient atteints des maladies les plus
graves et craignent même pour leur existence.

Ce travers morbide de l'intelligence qui n'apparaît là qu'à l'état
de symptôme, fut très bien décrit par Sauvage comme exagéré
chez certains malades, mais il sut distinguer cette hypocondrie
symptomatique de la maladie imaginaire, et il dit de cette
dernière : « Cette maladie diffère de l'hypocondrie en ce que
ceux qui en sont atteints ne souffrent aucun mal réel, tandis que
les hypocondriaques sont sujets à plusieurs symptômes, tels que
les flatuosités, les rapports acides, les spasmes, lesquels étant
compliqués avec l'espèce dont nous parlons, sont cause qu'on les
confond ensemble, quoique mal à propos (2). »

Il avait déjà été précédé dans cette voie par d'anciens médecins
et en particulier par Sennert et Paul Zacchias qui décrivent

(1) *Loc. cit.*, p. 494 et 495.
(2) *Nosol. Method.*, traduction de Gouvion, t. VII, p. 370.

nettement l'hypocondrie-névrose et une forme de mélancolie qu'ils appellent hypocondriaque, dans laquelle l'individu se croit atteint de maladies graves et consulte les médecins et les livres de médecine.

Dubois, d'Amiens, dans un mémoire important sur les rapports de l'hypocondrie et de l'hystérie, prend parti d'une façon qui nous paraît trop absolue pour cette dernière opinion. Il définit l'hypocondrie « une déviation ou plutôt une fâcheuse application des forces de l'intelligence humaine », et ajoute : « Nous verrons plus tard que tout part de là dans cette maladie, que tout peut y être rapporté ; c'est en ce sens qu'on peut considérer cette affection comme monomanie bien distincte, puisqu'elle est caractérisée par une préoccupation dominante, spéciale et exclusive, c'est-à-dire ou par une crainte excessive et continuelle de maladies bizarres et imaginaires ou par l'intime persuasion que des maladies réelles à la vérité, mais toujours mal appréciées, ne peuvent se terminer que d'une manière funeste (1). »

Ainsi s'établit peu à peu une nouvelle acception du terme hypocondrie qui devient synonyme de nosomanie, et Michea qui nous semble avoir très bien étudié la question sous ce nouveau jour décrit, après Broussais, trois formes d'hypocondrie. L'une, qui est sous la dépendance d'une affection corporelle antérieure et qu'il appelle hypocondrie secondaire ou sympathique, une autre qu'il appelle hypocondrie essentielle et dont les troubles sont purement imaginaires, enfin il décrit une troisième forme qu'il appelle mixte dans laquelle « le corps et l'esprit, loin de jouer un rôle exclusif, se prêtent un mutuel appui pour produire cette maladie (2). »

Nous arrivons ainsi à bien comprendre ce que Leuret disait de l'hypocondrie : « L'hypocondrie des anciens avait bien réellement son siège dans les hypocondres. »

« L'hypocondrie des modernes a bien réellement son siège dans la tête (3). »

Et nous croyons, avec la plupart de nos contemporains, que Leuret ne commettait qu'une seule erreur : celle de placer le siège de l'hypocondrie des anciens dans les hypocondres.

La plupart des auteurs modernes, en effet, semblent la décrire

(1) *Histoire philosophique de l'hypocondrie et de l'hystérie*, 1833, p. 21.
(2) *Traité de l'hypocondrie*, 1845, p. 321.
(3) *Fragments sur la folie*, 1834, p. 370.

sous le nom de neurasthénie : « Névrose générale, dit M. Huchard,
caractérisée par des symptômes divers presque toujours erratiques
relativement à leur siège, changeants eu égard à leur intensité,
peu persistants quant à la durée de leurs manifestations; à marche
continue ou intermittente, sans évolution graduelle et régulière
et dénotant un trouble des fonctions nerveuses cérébro-spinales
(sensibilité, mouvement, intelligence) et ganglionnaires (actes de
la vie organique) (1). »

Et dans le cours de sa description, M. Huchard montre combien
cette maladie est mobile, comment elle peut prendre les formes
décrites par les auteurs sous différents noms et comment elle
correspond ainsi à l'hypocondrie des anciens.

« Au milieu de ces douleurs si vives, si variées, que deviennent l'intelligence et le caractère des malades? Les uns conservent une intelligence vive et active, d'autres semblent plongés
dans un véritable affaissement physique ou moral; ou ils sont
irritables, emportés, susceptibles; ils ont encore un caractère
morose, sombre, taciturne, ne songeant qu'à leurs maux, ce qui
engendre souvent dans leur esprit des idées hypocondriaques.
Presque tous sont convaincus de la gravité de leur maladie, et,
sans craindre absolument la mort, ils la croient prochaine. Enfin
quelques-uns subissent la persécution de leurs accidents doulou-
reux avec calme et confiance, et aussi avec une sorte de résigna-
tion qui contraste singulièrement avec la multiplicité de leurs
souffrances et l'impuissance reconnue de toutes les médications.

« Dans certains cas, il semble qu'à l'exaltation de leur sensibilité organique doive correspondre un état d'exquise sensibilité
morale : nous les voyons impressionnables à l'excès, souvent
généreux ou charitables pour les autres, tandis que d'autres fois
ils ne sont dominés que par des pensées égoïstes et des préoccupations de plus en plus absorbantes sur leur état de santé; ils sont
aussi sensibles aux bonnes paroles, aux encouragements, à l'intérêt
affectueux qu'on leur témoigne. C'est bien là cette disposition du
caractère qu'exprimait par ces paroles un médecin névropathe, le
docteur D... (de Monteux).

« Depuis que l'homme existe et qu'il souffre, le langage de la
pitié a été l'une de ses meilleure assistances et souvent il obtient
plus d'adoucissement à ses maux par un coup d'œil, par une
pression de main, par une phrase, par une interjection charitable,

____

(1) *Traité des névroses*, 1883, p. 879.

que par tous les ingrédients que nous faisons bouillir, filtrer, concasser et moudre (1). »

Ainsi, prenons note, une dernière fois, de l'état intellectuel des neurasthéniques, constatons que cette maladie seule ne suffit pas pour engendrer l'hypocondrie. Celle-ci, croyons-nous, est le plus souvent le fait d'un cerveau prédisposé ou le signe d'un affaiblissement intellectuel, nous reviendrons plus tard sur ce sujet et nous ne nous occuperons maintenant que des véritables hypocondriaqnes dont les maladies seront purement imaginaires ou l'exagération de maladies ou de sensations réelles mais relativement insignifiantes.

Nous l'avons fait pressentir plus haut, Dubois (d'Amiens) et Michea sont les premiers qui parlent nettement de monomanie hypocondriaque. Revenons rapidement sur leur opinion et nous verrons ensuite ce que pensent les aliénistes de cette psychose, en insistant spécialement sur l'opinion de Morel dont les idées ont tant de retentissement sur la psychiatrie moderne.

Dubois (d'Amiens) voyant l'hypocondrie d'une façon un peu trop hypothétique, selon nous, explique à sa façon la monomanie hypocondriaque et décrit une suite de symptômes dont le premier est l'idée fixe dirigée vers les sensations de tel ou tel système organique ; il admet que, par la suite, ces systèmes se névrosent et ils entrent alors dans la deuxième période de l'hypocondrie à laquelle peut succéder une troisième période où ces organes deviennent véritablement malades. Il décrit six classes de monomanies hypocondriaques, dont chacune correspond à un système organique. Nous nous demandons vraiment si sa description par trop systématique ne s'adresse pas tout à la fois à de vrais hypocondriaques et à de simples neurasthéniques qu'il prend pour des malades imaginaires. En tout cas nous croyons franchement que cette marche régulière et fatale est bien rare.

Michea vient ensuite et, plus éclectique, reconnaît une hypocondrie symptomatique et une hypocondrie essentielle. A cette dernière, il décrit trois périodes, la première d'idée fixe, la seconde de névrose, la troisième d'altération organique. Il a heureusement la précaution de dire que le plus souvent cette forme d'hypocondrie s'arrête à la première, ou au plus tard à la seconde période, et nous tenons à l'exprimer de suite, nos observations sont presque toutes dans ce dernier cas.

(1) *Loc cit..* p. 888 et 889.

Michéa reproche à Dubois (d'Amiens) de faire trop de méta-
physique lorsqu'il attribue l'hypocondrie « à une simple prédominance de telles ou telles idées en raison des sensations venues
du dehors sans que cette prédominance tienne à un changement
morbide dans la disposition physique du cerveau... » Les idées,
dit-il, « quelles soient vastes ou bornées, simples ou complexes,
vulgaires ou sublimes tiennent à des modifications origi-
nelles ou actives du cerveau (1). » Et plus loin, reprochant
à Dubois (d'Amiens) ce qu'il a dit de l'hypocondrie dans
ses relations avec la folie, il dit : « D'un autre côté les
raisons sur lesquelles M. Dubois (d'Amiens) se fonde pour distinguer l'hypocondrie des autres formes de la folie sont complètement illusoires. En effet, est-ce que les monomanies érotique, as-
cétique, ambitieuse, par exemple, ne dépendent pas également
d'une manière de penser, d'un excès dans les idées du malade ?
Est-ce que chacun des individus affectés de ces trois espèces de
délire partiel ne peut remplir ses devoirs tout aussi bien que
l'hypocondriaque ? Et puis pourquoi prétendre que celui-ci ne
finit pas comme les autres monomaniaques, c'est à dire par tomber
dans un état complet d'aliénation ? »

Et nous sommes absolument de son avis à ce sujet. Toutes précautions prises, c'est-à-dire après avoir examiné les antécédents
et l'état physique du malade, certain enfin que sa maladie est
purement imaginaire ou que tout au moins, si sa maladie est
réelle, ses craintes sont exagérées, nous croyons que le trouble
intellectuel en question est le signe certain d'un trouble psychique
originel ou acquis que nous ferons entrer dans le cadre de l'aliénation mentale tout aussi bien qu'un délire mystique, ambitieux
ou de persécution ; et d'ailleurs l'expérience semble nous donner
raison lorsqu'elle nous montre des psychopathes dans les ascendants et surtout dans les descendants de ces malades.

Voyons maintenant ce qu'en disent les aliénistes, en particulier Guislain et Morel.

Pinel, Esquirol ne se sont occupés de cette question que très
secondairement, et leur étude ne nous apprendrait rien. Nous con-
naissons les opinons de Georget, de Falret et de Leuret, arrivons
donc immédiatement à Guislain. Son étude, courte et brève,
n'en est pas moins remplie d'aperçus très nets : « C'est, dit-il, un
état d'inquiétude dans lequel le Moi s'occupe continuellement

(1) *Loc. cit.*, p. 309 et 310.

d'un malaise, une situation dans laquelle l'imagination vient donner à des souffrances réelles ou imaginaires des proportions considérables, souvent gigantesques.

« Cette maladie occupe dans les cadres nosographiques une position douteuse. Les uns la considèrent comme une aliénation vraie, les autres la rangent parmi les névroses et l'assimilent à l'hystérie. Mais l'hypocondrie est un trouble du moral, bien certainement une aliénation. Ce qui le prouve ce sont les transformations de cette affection en d'autres maladies mentales (1). »

Il ajoute qu'elle présente deux formes : « l'hypocondrie corporelle et l'hypocondrie mentale (la mélancolie hypocondriaque proprement dite) », et nulle part il ne parle de la parenté clinique de ces deux formes.

Morel classe l'hypocondrie, un peu trop hardiment peut-être, près de l'hystérie et de l'épilepsie. Il fait une classe de folies par transformation de ces névroses et dit en commençant : « Je vais donc, en ce qui touche la variété des folies soumises à notre observation, discuter comment les névroses connues sous les noms d'hystérie, épilepsie, hypocondrie, produisent dans l'organisation de ceux qui en sont affectés, des transformations maladives d'un ordre pour ainsi dire nouveau (2) ». Qu'on me permette d'émettre quelques doutes sur la valeur réelle du groupe ainsi défini.

Un fait qui nous a frappé dès notre arrivée dans les asiles est le suivant : Après avoir vu dans les hôpitaux beaucoup d'hystériques, nous en avons observé relativement peu dans les asiles, et quand nous en avons vu, leur délire ne nous a pas semblé différer d'une façon notable de celui des dégénérés. Aussi nous pensons absolument comme notre maître, M. Magnan, que l'hystérie chez ces malades n'est qu'une névrose coexistant avec un état de dégénérescence mentale. D'ailleurs, la lecture de Morel nous montre à chaque instant son observation en contradiction, au moins apparente, avec sa théorie. Il trouve, comme nous, que la folie héréditaire prend souvent chez les femmes la forme propre aux hytériques : « En raison, dit-il, de la prédominance de leur tempérament nerveux et de leurs fonctions organiques spéciales, la folie héréditaire tend à revêtir, chez la femme, le caractère hystérique ainsi que les transformations propres à cette névrose (3). »

(1) *Leçons sur les phrénopathies*, 1852, tome I, p. 119.
(2) *Traité des maladies mentales*, p. 668.
(3) *Traité des maladies mentales*, p. 554.

Et il donne les observations de deux malades auxquelles il suffi-
rait d'ajouter des signes somatiques d'hystérie pour qu'elles for-
ment des exemples de folie hystérique. En d'autres points il dit,
après avoir fait le tableau de la folie hystérique : « J'insiste sur ce
point pathologique très important de la folie hystérique, car la
suite nous démontrera que cette vésanie a d'autant plus de chances
de s'établir que les phénomènes morbides propres à l'hystérie
sont moins saillants », et quelques lignes plus loin il ajoute :
« J'ai vu des malades hystériques réduits, après des années de
souffrances et de crises nerveuses de toutes sortes, au dernier
degré du marasme paralytique et n'ayant jamais présenté aucun
des caractères de la folie qui nous occupe.

« On ne peut, en effet, ainsi que je l'ai déjà fait observer,
donner ce nom aux irrégularités de caractère de ces malades, à
leur irritabilité, lorsque du reste la raison est intacte et que les
sentiments sont conservés (1). »

Nous voilà donc en face d'une espèce nosologique dite hystérique dont la forme peut être prise par de simples héréditaires,
et qui, dans l'hystérie, se montre surtout chez les malades qui
ont peu d'hystérie. En face de cette contradiction il nous semble
plus simple et plus logique d'admettre une co-existence de dégénérescence mentale et d'hystérie que de créer une folie hystérique. Nous sommes d'ailleurs heureux de nous appuyer, en ce
point, sur l'opinion de M. Féré, qui dit à ce propos :

« Les manifestations psychiques de l'hystérie, bien étudiées
par M. Legrand du Saulle, méritent d'être séparées en deux
groupes bien distincts : Les unes qui ne sont qu'un épisode, une
phase de l'attaque d'hystéro-épilepsie telle que l'a décrite
M. Charcot, et qui se traduit par un délire variable suivant les
sujets, mais toujours identique, en ce sens qu'il a pris une place
chronologique fixe dans l'attaque dont il ne peut être séparé. Ce
délire, qui fait partie de l'attaque, est le seul auquel appartien-
nent légitimement la qualification d'hystérique.

« Quant aux troubles psychiques qui se montrent chez les
hystériques, en dehors des manifestations convulsives propres à
cette névrose, ils ne doivent pas lui être attribués. C'est seulement parce que chez certains sujets atteints de manie ou de mélancolie on retrouve les symptômes permanents de l'hystérie que l'on
qualifie d'hystériques ces divers troubles psychiques ; mais la forme

(1) *Traité des maladies mentales*, p. 675 et 676.

— 14 —

de la psychose n'a rien de spécial, et considérée en elle-même
elle n'a rien de caractéristique.

En somme, l'hystérie et la vésanie ne sont point subordonnées
l'une à l'autre ; ce sont deux affections combinées chez le même
sujet, comme le peuvent être l'épilepsie et l'hystérie se manifes-
tant par des attaques distinctes. L'état mental des hystériques,
en dehors des attaques, n'a non plus aucun lien nécessaire avec
la névrose convulsive ; si on rencontre souvent chez les hystériques un tempérament, une véritable insanité morale, ces troubles mentaux ne sont pas un apanage nécessaire de la névrose à
laquelle ils survivent souvent, ils ne présentent aucune particu-
larité qui ne se puisse trouver ailleurs : ce n'est qu'une combi-
naison de deux états morbides (1). »

Donc nous voyons d'après cette description qu'il ne semble
y avoir de spécial à l'hystérie qu'un délire transitoire faisant
partie de l'attaque d'hystéro-épilepsie. Quant à la folie dite hystérique, elle ne semble guère être de l'hystérie larvée et doit plutôt
entrer dans le cadre des folies héréditaires.

J'ajouterai que l'épilepsie n'a de vraiment caractéristique au
point de vue psychique que ses accès de délire transitoire et
inconscient pouvant précéder ou suivre l'attaque ou le vertige, et
les remplacer totalement quelquefois.

En dehors de ces accès, l'épileptique n'est vraiment aliéné que
si la démence ou un autre genre de folie vient coexister avec sa
névrose. Ces faits sont assez bien démontrés aujourd'hui pour que
je n'insiste pas.

Morel, abordant plus loin l'étude de la folie hypocondriaque,
dit en commençant : « Nous avons vu dans l'étude de la folie
hystérique que cette névrose peut exister avec des complications
les plus extraordinaires : hyperesthésie, anesthésie, paralysie,
spasmes, convulsions, extase, catalepsie, sans que néanmoins l'individu puisse être considéré comme aliéné. Dans la plupart des
cas de folie hystérique il peut arriver au contraire que l'hystérie
soit larvée, et c'est alors surtout que prédominent les manifestations délirantes de l'intelligence, les perversions extraordinaires
des sentiments et les actes excentriques, désordonnés, dont j'ai
parlé. La même réflexion peut s'appliquer à la folie hypocondriaque (2). »

<hr>

(1) *La famille névropathique*, *Archiv. neur.* janv. 1884.
(2) *Loc. cit.*, p. 703.

Ce raisonnement qui nous paraît assez subtil est basé sur deux points qu'on nous permettra de discuter :

1° Il n'est pas du tout démontré, nous venons de le voir, que les actes délirants dits hystériques soient une manifestation larvée de l'hystérie.

2° D'après notre historique nous ne voyons pas très bien en quoi l'hyponcondrie est une névrose.

Morel emprunte sa définition au *compendium*, et dit : « L'hypocondrie, cette aberration des facultés intellectuelles, cette singulière névrose cérébrale qui porte l'individu à s'occuper sans cesse de ses sensations, réelles ou imaginaires, et à les considérer comme autant de maladies graves », et plus loin : « Les malades de cette catégorie dont l'intelligence est absorbée par les intérêts de leur santé physique, font, il est vrai, le désespoir de leurs médecins et de leurs familles, mais encore une fois, tant qu'ils raisonnent avec justesse sur les choses ordinaires de la vie, tant qu'ils ne se croient pas l'objet de persécutions imaginaires, qu'ils ne font pas des tentatives de suicide, que par suite d'une réaction maladive dont j'ai parlé, ils ne se croient pas appelés à remplir des rôles extraordinaires, on ne les considère pas comme aliénés. »

Nous répondrons à cela ce que M. Magnan répondait à M. Falret dans une séance de la Société médico-psychologique, en 1885 : « Le médecin doit juger autrement que le vulgaire certains états considérés communément comme de simples bizarreries sans importance et qui sont de véritables états maladifs pour le clinicien qui pousse au fond des choses. »

Vraiment, si nous ne savions pas ce que pensait Morel de l'hyponcondrie, nous ne comprendrions pas un pareil raisonnement. Heureusement dans ses études cliniques, il s'explique longuement à ce sujet et montre qu'il entend par hypocondrie, une sensibilité maladive du sens émotif, du gemüth allemand, pouvant amener suivant la sphère dans laquelle il s'exerce une hypocondrie corporelle, une hypocondrie morale ou une hypocondrie affective.

Et d'ailleurs, nous le voyons poursuivi par cette même idée lorsqu'il crée le délire émotif qui semble souvent être la forme syndromique de l'hypocondrie de Morel.

Son hypothèse est évidemment très ingénieuse, mais nous semble peu clinique, puisqu'elle n'est qu'un des côtés de la folie des dégénérés, côté dont la valeur, comme entité, a été souvent discutée par M. Magnan et semble tout aussi artificielle que celle des monomanies. Elle nous paraît tout au moins prématurée et nous aimons mieux nous en tenir à la simple clinique, en regardant l'hypocondrie corporelle comme un symptôme au même titre que la persécution ou l'ambition maladive, symptômes dont la marche et l'évolution ne sont pas du tout condamnées à l'ordre d'apparition que leur désigne Morel.

Nous voyons à chaque instant des hyponcondriaques qui ne sont jamais persécutés, des persécutés qui n'ont jamais été hypocondriaques et même des ambitieux d'emblée qui plus tard peuvent être hypocondriaques ou persécutés.

D'ailleurs les Allemands (Krafft-Ebing, Schüle, etc.), semblent avoir une idée voisine de la nôtre en ne faisant des neuropsychoses qu'un groupe secondaire greffé sur un état de dégénérescence mentale.

Sans vouloir discuter plus longuement l'existence ou la valeur nosologique des différentes formes d'hypocondrie, nous tenons à prévenir le lecteur que nous ne nous occuperons dans ce travail que de l'hypocondrie corporelle dont le type clinique est bien défini.

Nous la considérerons comme un symptôme, nous l'étudierons chez les dégénérés, chez les déments, et nous verrons rapidement à quoi elle se réduit dans le délire chronique et dans la mélancolie.

Hyponcondrie chez les dégénérés

A. CONSIDÉRATIONS GÉNÉRALES. — La folie des dégénérés, créée de toutes pièces par Morel, a été reprise et exposée avec tant de talent par M. Magnan et ses élèves que je renverrai à leurs travaux pour l'étude complète de ce groupe, je me contenterai d'en rappeler les principales lignes.

Nous supposerons des signes physiques connus, nous ne parlerons qu'incidemment de leurs anomalies morales et affectives et nous insisterons surtout sur leur déséquilibration intellectuelle qui nous intéresse presque seule dans le sujet qui nous occupe. Le terrain commun à tous est l'état mental qui du bas au haut de l'échelle se fait remarquer par une déséquilibration dont la complexité augmente avec la supériorité intellectuelle du sujet.

« Pour se faire une idée nette de l'état mental des héréditaires, dit M. Magnan, il est indispensable de suivre le développement successif de l'intelligence depuis la dégradation complète de l'idiot jusqu'aux simples anomalies offertes par les héréditaires. »

Partant alors de l'état mental de l'idiot dont les régions cérébrales postérieures sont seules existantes il le montre purement instinctif et l'orsqu'apparaissent les régions frontales « il cesse alors d'être idiot et s'élève à la dignité d'imbécile. » Celui-ci, étant donnée l'intégrité de certains centres, peut devenir un *génie partiel*, et M. Magnan montre comment les combinaisons différentes des régions intactes peuvent former des types différents.

Ces conséquences, applicables aux débiles et aux dégénérés supérieurs, expliquent la déséquilibration de ces malades, la désharmonie de leurs facultés et leurs nombreuses variétés.

« Un héréditaire peut être un savant, un magistrat distingué, un grand artiste, un mathématicien, un politicien, un adminis-

trateur habile, et présenter au point de vue moral des défectuosités profondes, des bizarreries étranges, des écarts de conduite surprenants, et comme le côté moral, les sentiments et les penchants sont la base de nos déterminations, il s'ensuit que les facultés brillantes sont mises au service d'une mauvaise cause, c'est-à-dire d'instincts, d'appétits, de sentiments maladifs qui, grâce aux défaillances de la volonté, poussent aux actes les plus extravagants et parfois les plus dangereux.

« D'autres fois, c'est l'inverse qui se produit : tel héréditaire, dont la conduite est des plus régulières, les mœurs irréprochables, les sentiments et les penchants des mieux pondérés, offre de véritables trous dans son territoire intellectuel. Il a une mémoire des plus ingrates ou bien il ne peut rien comprendre aux chiffres, au calcul, à la musique au dessin ; en un mot, avec une intelligence moyenne, il est absolument nul pour certaines facultés, il est absolument dépourvu de certaines aptitudes, de certaines facultés. Les centres de perception sont inégalement impressionnables, inégalement aptes à recueillir toutes les impressions, certaines impressions seulement s'enregistrent d'une façon régulière et laissent des images durables ; d'autre part, certaines relations, certaines associations entre différents centres sont troublées ou même entièrement rompues ; en un mot, il y a désharmonie, défaut d'équilibre, c'est-à-dire signe de dégénérescence. (1) »

Cette désharmonie dans la qualité des sensations devient quelquefois extrême et alors s'expliquent l'émotivité, la susceptibilité anormales que l'on voit chez certains d'entre eux dès l'enfance.

Chez d'autres, à côté des qualités intellectuelles les mieux assises, des raisonnements les plus logiques, se montre un amour instinctif et presque exclusif de l'inconnu, de l'hypothèse et du merveilleux. Et cet état mental qui, chez les uns, produit des résultats parfois si heureux, ne se retrouve chez d'autres que sous forme de fantasque et d'extravagant, d'autant plus saillants que la plupart d'entre eux s'exagèrent leur personnalité et veulent à tout prix qu'on les remarque.

Ils présentent dès l'enfance, une facilité innée pour le mensonge, ils racontent avec un aplomb les histoires les plus extraordinaires. Plus tard cette qualité inventive est toute naturelle chez eux et les médecins qui les ont vus de près savent combien il faut se méfier d'eux sous ce rapport.

(1) *Ann. méd.-psych*, janvier 1886.

Leurs idées, leurs actes sont dans une contradiction perpétuelle ; ils dépensent follement leur intelligence, leur activité pour n'arriver à rien. Leur amour de l'extraordinaire leur fait tout voir sous un jour faux et souvent leurs raisonnements minutieux sont bâtis sur une pointe d'aiguille.

Leurs désirs anormaux, leurs instincts bizarres, les mettant souvent dans des situations fausses, ne font qu'exagérer ces qualités et ils arrivent, intelligents ou non, à jouer naturellement avec les mots, les idées et le paradoxe. A la mobilité de leurs idées, à cette contradiction perpétuelle correspond une volonté inégale et l'on voit ces individus mobiles arriver à cet état contradictoire : mobilité et idées fixes. Ce sont les hommes les mieux prédisposés aux habitudes, aux passions, aux bizarreries de toute espèce.

Beaucoup d'entre eux grâce à leur mobilité, résistent à l'envahissement de l'individu par l'idée fixe, mais chez certains la lutte est inégale, l'idée fixe revient successivement et à chaque apparition l'emporte sur tout le reste de l'activité cérébrale. C'est cet état que M. Magnan a si bien décrit en groupant d'une manière homogène la plupart des maladies décrites sous le nom de monomanies. Dans cet état, l'idée fixe se répète sous forme d'obsession, qui, lorsqu'elle surgit dans leur cerveau, annihile tout le reste de l'activité cérébrale ; tant que dure cette obsession, ils sont malades, angoissés, il leur est impossible d'y résister ; et toujours la satisfaction de l'idée, si futile qu'elle soit, amène chez eux un soulagement proportionné à l'angoisse.

D'autres fois ce sont des impulsions, de véritables obsessions psycho-motrices auxquelles, comme toujours, il leur est impossible de résister.

Nous avons vu qu'ils jouaient avec le mot, l'idée, avec le paradoxe ; en revanche le mot, l'idée se jouent d'eux, et ils acceptent l'idée délirante sans résistance. Tous les jours dans les asiles, on est étonné en face de ces malades de voir avec quelle facilité des idées absurdes, des illusions et même des hallucinations naissent spontanément ou après de légers excès chez des êtres qui en d'autres points sont si intelligents.

Ces idées, qui restent mobiles chez beaucoup de malades, arrivent à se fixer rapidement chez certains d'entre eux, et alors éclatent ces délires d'emblée dont l'apparition étonne tous ceux qui les observent, médecins et parents.

Dans leur délire encore, ils présentent cette mobilité qui est leur apanage et on les voit alors guérir rapidement ou brusquement changer d'idées et de délire.

D'autres fois enfin, l'idée fixe s'installe victorieusement et le malade reste son esclave toute sa vie. Mais là encore leur déséquilibration les sauve et ce sont les malades les plus propres au délire partiel. Ils se dédoublent pour ainsi dire et conservent pendant longtemps un individu intelligent, actif, raisonnant au service d'un individu délirant.

Ainsi pour nous résumer, à un premier degré nous voyons les préoccupations simplement extravagantes ou délirantes, occuper toute la vie de l'individu.

A un degré plus avancé, l'idée se systématise, mais ne revient que de temps à autre d'une manière obsédante et engendre le syndrome.

Enfin dans une troisième forme, le délire se systématise ; si le malade reste mobile dans ses idées, différents délires peuvent se succéder rapidement et dans un ordre variable.

D'autres fois le délire persiste sous sa forme primitive et peut alors durer un temps plus ou moins long.

Appliquons ces connaissances acquises à l'étude des hypocondriaques.

1° *Préoccupations hypocondriaques.* — Qu'on me permette de passer rapidement sur ce chapitre. J'appellerai préoccupations hypocondriaques les idées hypocondriaques émises sans suite, soit au cours d'un état névropathique, soit au milieu d'une période délirante. Qu'il nous suffise de dire que ces préoccupations prennent leur forme à l'état mental sur lequel elles se greffent. Dans certains cas elles n'auront que le côté extravagant et figuré habituel chez ces malades. D'autres fois, et l'observation en est excessivement fréquente, le malade émettra dans le cours de sa maladie des idées hypocondriaques dont la forme absurde n'échappera à personne. Ce que nous avons dit dans notre historique et les observations qui suivent donneront très bien une idée exacte de ce que peuvent être ces idées détachées, qui ne diffèrent du véritable délire que par l'absence de systématisation.

2° *Forme syndromique.* — Chez certains malades auxquels les préoccupations hypocondriaques sont plus ou moins habituelles, il arrive qu'il se forme une idée fixe; ils ont peur de la maladie en général ou d'une maladie qu'ils désignent. Chaque fois qu'une douleur, une lecture ou même une simple conversation éveille en eux l'idée correspondante à cette maladie où l'idée de mort prochaine qui peut en résulter, ils éprouvent des angoisses indescriptibles et sont absolument incapables de quoi que ce soit avant l'apaisement de cette obsession.

Nous allons étudier ce phénomène chez des syndrômiques avoués; nous l'étendrons ensuite à celle des nosophobes en général, en montrant combien le processus paraît analogue.

Dans la première observation, nous voyons la malade Br... (Obs. I), enfant naturelle d'une mère déséquilibrée, atteinte de folie du doute depuis très longtemps. Elle est habituellement hypocondriaque, et tous les médecins qui l'ont soignée ont été d'accord pour ne la croire malade que du cerveau.

Dans le service, nous l'avons vue deux fois couchée sur son lit, pâle, couverte de sueurs et disant : « Cette fois, c'est fini! » Peu d'instants après, la douleur passée, l'idée de mort disparaissait et avec elle l'angoisse et la terreur.

OBSERVATION Iʳᵉ (PERSONNELLE)

Dégénérescence mentale, folie du doute, nosophobie.

La malade Louise B...; âgée de 57 ans, entre à l'asile le 3 mai 1887 pour la troisième fois.

Elle est enfant naturelle, sa mère ; morte à l'âge de 76 ans, était déséquilibrée et d'une conduite très irrégulière.

Son fils était têtu, emporté, et n'a « jamais mordu à l'instruction »; il est mort tuberculeux.

L'existence de la malade n'a été qu'un doute perpétuel semé d'angoisses et de tentatives de suicide. Les craintes hypocondriaques ne sont que des épisodes disséminés au milieu de syndromes analogues.

Depuis qu'elle est mariée, son mari n'a jamais pu avoir avec elle de relations complètes qu'une seule fois, et cependant « il est fait comme tout le monde » et ne s'est jamais expliqué la chose que par les craintes exagérées de sa femme.

Elle a eu toute espèce de maladies, à la matrice, à l'estomac, aux pieds, et tous les médecins qui l'ont vue n'ont jamais constaté grand' chose.

Tout ce qu'elle entend dire, tout ce qu'elle lit, tout ce qu'elle pense est pour elle l'objet d'un doute. Entend-elle dans une société une conversation légère, elle a peur de la répéter; lit-elle le récit d'un crime, d'un attentat quelconque, ce récit l'obsède et elle arrive à se croire capable du même crime.

Dans un omnibus, lorsqu'elle reçoit de l'argent d'un voisin, elle n'ose pas le prendre de peur de le conserver; elle a peur de porter des couteaux; elle a peur d'empoisonner son mari ; a-t-elle peur de ne pas avoir payé son épicier, par exemple, elle le paiera plutôt deux fois qu'une, etc. Les faits les plus insignifiants deviennent pour elle une cause de crainte et d'appréhension, et c'est sous l'action de ces préoccupations qu'elle a fait plusieurs tentatives de suicide.

La crainte des maladies et de la mort agit de la même façon. Chaque fois qu'elle se sent une douleur un peu vive, elle croit qu'elle va mourir ; elle est prise d'angoisses très grandes.

C'est ainsi que nous la trouvons une première fois, le 23 mars, étendue dans son lit, pâle, couverte de sueur et disant : « C'est fini ».

Le même fait se répète le 5 juin ; chaque fois elle s'est remise rapidement et son indisposition n'a eu aucune suite.

Chez un autre malade, V... (Obs. II), nous voyons à côté d'une intelligence vive, d'un courage éprouvé, différents syndromes tels que : la peur d'une arme blanche, la peur du cadavre, et chaque fois que cette dernière idée s'éveille en lui, il ressent une violente angoisse qui parfois lui fait oublier et abandonner sa femme et ses enfants.

OBSERVATION II (personnelle).

Dégénérescence mentale, peur exagérée du cadavre, nosophobie.

Charles V... a pour père un ivrogne, pour mère une hystérique, morte d'un cancer utérin. Un frère est débile, presque imbécile ; une sœur est morte phtisique.

Charles V... a toujours été bien portant et doué d'une vigueur exceptionnelle, mais il était émotif, rageur, violent.

A dix ans, à propos d'un soufflet reçu à l'école, il se sauve de chez ses parents et vient à Paris. Il y travaille et, grâce à son intelligence, il arrive de bonne heure à un poste important.

Habituellement affectueux et aimant, il devenait violent à la moindre contrariété, au moindre excès alcoolique ; aussi était-il d'une sobriété exemplaire. Cet homme vigoureux, dont le courage fut éprouvé dans différentes circonstances, était en certains cas, d'une pusillanimité extraordinaire. Dès son enfance il eut peur du cadavre et depuis tout ce qui pouvait lui rappeler cette idée l'effrayait.

Il n'avait pas peur de la souffrance, mais de la mort. Voyait-il une bière, un enterrement, un cimetière, il éprouvait une angoisse extrême, son front se couvrait de sueur et, généralement, la crise se terminait par une forte diarrhée.

Il avait une peur extrême des armes blanches. Un officier, de ses amis, ayant dégaîné un jour devant lui, il le supplia de remettre son épée au fourreau.

Dans ses excursions à travers bois il fit plusieurs fois des rencontres désagréables et grâce à sa vigueur, en sortit toujours sain et sauf, mais il avouait lui-même que s'il eût vu un simple couteau dans la main de ses adversaires, il lui eût été impossible de résister. Il n'avait aucune frayeur devant une arme à feu.

De simples indispositions annihilaient son énergie rien qu'en éveillant en lui l'idée de la mort.

Pendant une épidémie de choléra, par exemple, il eut une si grande peur qu'il vendit précipitamment et à bas prix sa maison de commerce, sa seule fortune, et se sauva près de sa famille. Il y arriva un dimanche, trouva toutes les maisons fermées et, ne voulant pas croire que ce jour de fête en était la seule cause, il alla encore plus loin.

Dans sa nouvelle résidence, il entendait à chaque instant le bruit des cloches et se figurait qu'elles annonçaient des enterrements et la présence du choléra. Il courut en Allemagne et il ne fut tranquille que lorsqu'il fut convaincu qu'il était loin de l'épidémie.

Il revint quelque temps après, guéri et bien portant.

Deux ans plus tard, il eut une fistule à l'anus et crut avoir un cancer comme sa mère; il courut de médecin en médecin ne s'occupant plus que de son prétendu cancer et ne fut tranquille que lorsqu'il guérit complètement.

Il se remit au travail avec entrain et fut à peu près heureux pendant trois ans. Il perdit un de ses enfants, son chagrin fut grand, mais sa peur plus grande encore. Pendant les trente heures qui précédèrent l'enterrement, Charles resta dans une pièce éloignée, assis dans un fauteuil, sans oser bouger, ni manger, ni parler; seuls ses yeux regardaient d'un air inquiet à droite et à gauche comme s'il voulait éviter ou craignait une terrible apparition. Il exigea qu'on ne le quittât pas d'une seconde pendant ces deux jours, menaçant de se jeter par la fenêtre si on le laissait seul.

Les cinq années qui suivirent furent calmes ou tout au moins sa tranquillité ne fut interrompue que de temps en temps, par les émotions que lui causait la vue d'un cercueil, etc.

A 35 ans, il eut une tumeur kystique du foie et mourut d'une péritonite aiguë au moment où on allait l'opérer.

Pendant tout le temps de sa maladie, la peur d'être enterré, seule, l'effrayait.

Un autre (Obs. III), intelligent et travailleur, d'une émotivité maladive dès son enfance, a, depuis l'âge de 16 ans, des pertes séminales. Peu à peu nous le voyons persuadé que cette maladie va l'affaiblir considérablement, peut-être le tuer, et chaque fois qu'il s'aperçoit d'une de ces pertes, il en résulte une angoisse, un véritable délire mélancolique avec idées de suicide qui cessent peu à peu pour revenir à la perte séminale suivante.

OBSERVATION III (PERSONNELLE)

Dégénérescence mentale, émotivité, nosopobie.

G..., âgé de 25 ans, est enfant naturel. Sa mère est actuellement internée à l'asile de Nantes. Une de ses tantes a des coliques hépatiques, elle est très nerveuse et se plaint constamment; une autre tante « a été tellement énervée à propos de ses couches qu'elle a dû prendre du bromure ».

Son oncle, très vigoureux, se plaint régulièrement.

Le malade n'a pas eu de convulsions dans l'enfance, mais il a toujours été d'une émotivité exagérée; il a peur la nuit, peur de l'orage.

Il est très affectueux : à dix ans il quitte son père nourricier, il en ressent un chagrin si grand qu'il en fait une maladie. Plus tard, il regrette d'une façon exagérée son maître d'école. A dix-sept ans, il commence à ne plus voir de l'œil gauche, il ressent des maux de tête, des vertiges ; un an plus tard on constate une cataracte de l'œil gauche et on l'opère. Son état général s'améliore, mais il reste excessivement émotif.

Depuis son enfance sa situation d'enfant naturel le rend malheureux, il exagère son isolement et malgré l'attachement et le dévouement de ses tantes, il se trouve seul, se demande à chaque instant ce que peuvent dire de lui ceux qui l'entourent.

A seize ans, il commence à avoir des pertes séminales et, depuis, sauf des périodes d'amélioration, il en a presque toujours, ce qui ne l'empêche pas d'être un excellent employé.

Le lendemain d'une perte il a un véritable délire mélancolique, il pense qu'il va perdre toutes ses forces, qu'il va bientôt mourir ; des idées de suicide l'obsèdent, il en a peur lui-même. Chaque fois l'obsession devient plus violente ; il arrive ainsi dans les derniers temps à des périodes d'angoisse extraordinaire durant un jour ou deux.

Il y a deux ans, avant de venir à la consultation, il avait de fréquentes envies d'uriner, ces envies se transforment en obsessions et naturellement ne pouvant satisfaire chaque envie, il en arriva après chaque essai à une angoisse comparable aux précédentes. C'est à ce moment qu'il vient à la consultation et, le bromure, les douches, arrivent assez rapidement à calmer ses sensations.

Depuis six mois les mêmes phénomènes reviennent accompagnés chaque fois d'une angoisse délirante. Au moment où je l'interroge, il est déjà mieux, mais toujours très émotif, il se sent impuissant, la tête absolument vide, se figure qu'il va devenir incapable de toute espèce de travail.

Il pleure abondamment aux souvenirs que j'éveille par mes questions. Deux mois de traitement le transforment, ses pertes séminales deviennent moins fréquentes, il dort, ses inquiétudes diminuent et il me dit lui-même qu'il avait perdu la tête, que cela n'était pas drôle.

Je rappellerai à côté de ces observations, deux exemples de peur de la rage, observés par Morel et Marcé.

Dans le premier, il s'agit d'une femme de 52 ans, fille de névropathe, névropathe elle-même qui vient le consulter : « Je ne puis plus vivre encore longtemps comme cela, dit-elle, franchement suis-je folle? ne le suis-je pas? faut-il qu'on me mette à Saint-Yon avec toute ma raison? Je ne suis pas encore folle, Dieu merci ! mais cependant, ce n'est pas vivre que de souffrir comme je fais, cela se terminera mal, je suis poussée à bout; je souhaite à mes plus grands ennemis de ressentir ce que j'éprouve; ce ne sont pas des idées imaginaires, c'est réel; mais c'est surtout l'histoire de ce malheureux chien... »

Le mari raconte alors qu'il avait un chien malade et qu'un voisin ayant émis l'idée qu'il pouvait bien avoir la rage, il a dû sacrifier l'animal; depuis, sa femme perd le sommeil, la tranquillité, l'appétit.

L'idée qu'elle peut avoir touché ce chien la poursuit jour et nuit et elle n'ose plus toucher personne, ni rien dans le ménage; elle ne change même pas de linge.

Un jour qu'elle prenait mesure d'une robe chez une couturière, elle tomba en syncope à l'apposition d'une main étrangère, etc.

Dans le second cas (2) : « Une jeune fille de la campagne, n'ayant pas d'antécédents héréditaires fâcheux, mais qui, depuis l'âge de seize ans avait une grande tendance à se préoccuper de choses futiles, et beaucoup d'hésitation et d'incertitude dans le caractère, etc., » eut un jour l'idée qu'elle pourrait gagner la rage (un chien non enragé venait de mordre un de ses chiens) et cette idée l'obséda à un tel point qu'elle prit en horreur tous les objets possibles à la seule idée qu'ils pourraient avoir été en contact avec ce chien.

Certainement, les autres cas d'hydrophobie imaginaire que rapportent Dubois d'Amiens, Michea et Trousseau ne sont pas aussi nettement syndromiques, mais l'angoisse et même le délire qui dans ces cas suivent rapidement l'idée fixe, me semblent avoir la même allure et pouvoir s'en rapprocher.

Nous sommes intimement persuadé que la plupart des observations rapportées par Michea, qui fit si bien ressortir la fréquence de ce mécanisme dans l'hypocondrie, doivent aussi s'en rapprocher. En voici un exemple (1) : Une femme B..., couturière, « dont le caractère présente quelques bizarreries : le spectacle d'un convoi funèbre, par exemple, lui a toujours causé une vive impression. Quand elle en voyait un sur son chemin, elle se détournait et passait par une autre rue pour ne pas le rencontrer. » A un certain moment, ayant des douleurs gastralgiques, elle apprit qu'une de ses parentes venait de succomber à une phthisie pulmonaire. A partir de ce jour, chaque douleur stomacale est la cause d'inquiétudes, de terreurs, elle se croit phthisique, et chaque fois que ses douleurs reviennent l'angoisse et l'idée de phthisie réapparaissent.

(1) Michea, *Traité de l'hypocondrie*, 4ᵉ observation.

M. le Pr Leloir m'a souvent parlé de cas analogues de syphi-
lophobie et de dermatophobie.

Il me communique entre autres l'observation suivante :

Il s'agit d'un homme de 32 ans, intelligent mais excessivement nerveux, qui vient le trouver le 1er octobre 1887. Récemment il a pratiqué le coït buccal avec un préservatif qui s'est
crevé. Il arrive terrifié chez le médecin et lui montre près du frein
une dépression normale qu'il croit être un chancre. Depuis qu'il
a cette idée, il ne dort plus. Le médecin lui dit que ce n'est rien,
il lui saute au cou.

Le 12 octobre 1887 il revient terrifié, angoissé par du prurit
anal qu'il croit être causé par une syphilide ; même réponse du
médecin, même joie du malade.

Le 26 octobre 1887, terreur nouvelle par suite de l'apparition
de quelques placards pityriasiques sur le tronc : « C'est la vérole,
dit-il, je n'ai plus qu'à me tuer, etc. » Le médecin lui dit que non,
joie délirante.

Les observations de ce genre sont presque toutes les mêmes, il
serait fatigant de répéter les mêmes faits. Qu'il nous suffise
d'éveiller timidement cette hypothèse : que beaucoup de cas
de nosophobie peuvent se rapprocher du syndrome et doivent
éveiller l'attention du médecin sur l'état mental du malade.

Il est certain qu'une grande précaution est nécessaire dans la
recherche de ce syndrome, mais il nous semble que lorsqu'on en
aura bien trouvé les éléments ordinaires : l'obsession, l'angoisse
et l'irrésistibilité, et que de plus ce phénomène se sera montré
avec une certaine fréquence chez le même individu, on sera en
droit de considérer le malade comme un syndromique et de
rechercher dans son histoire si l'état mental correspond au soupçon
que doit toujours faire naître le syndrome.

3° *Forme systématique*. — Une description méthodique du
délire hypocondriaque chez les dégénérés nous paraît tellement
impossible que nous ne la tenterons pas, nous nous contenterons
d'essayer une analyse des faits principaux dictés par l'observation.

Un caractère observé par tous ceux qui ont étudié le délire
chez les dégénérés est son éclosion rapide, sans cause appréciable.
Tantôt ces dégénérés sont capables de résister à la plus grande
fatigue, d'autres fois les moindres excès, alcooliques ou autres,
la plus légère indisposition, peuvent amener un délire sur la durée
duquel il est le plus souvent difficile de se prononcer. Brusque-

ment le malade peut guérir, ou bien son délire se transformera avec la même brusquerie et de nombreuses observations montrent que quelle que soit la durée de ce délire, on peut toujours en espérer la guérison, la démence seule doit enlever tout espoir.

Le délire hypocondriaque suit naturellement la même irrégularité ; cependant on peut dire que le degré de curabilité est le plus souvent en raison inverse du degré de systématisation, au moins chez les jeunes sujets. L'observation suivante nous donne un exemple de jeune dégénéré névropathe chez lequel les idées hypocondriaques naissent sans cause appréciable et se compliquent immédiatement d'idées de suicide.

OBSERVATION IV (PERSONNELLE)

Dégénérescence mentale, préoccupations hypocondriaques, idées de suicide, attaques hystériformes.

Le malade M..., âgé de 16 ans, entre à l'asile le 15 juin 1888.

Antécédents : Le père s'emporte facilement ; ses affaires allant mal, il s'est mis à boire depuis quelques années. Mère robuste et bien portante. Sœur, 24 ans, très nerveuse, emportements faciles pendant lesquels elle casse tout ce qu'elle a sous la main ; elle a souvent le cœur serré, prévoit qu'il lui arrivera malheur. Elle blèse.

Le malade est un jumeau ; son frère est mort de méningite à six mois, lui-même a toujours été nerveux, peureux, il a difficilement appris à l'école ; il y disait : « Si je reste ici, je deviendrai fou. »

Employé dans un atelier d'électricité, il touchait facilement les appareils, mais ne pouvait les voir dans les mains d'un autre sans éprouver une peur instinctive. Il a toujours des livres dans ses poches et les porte dans son lit, il ne sait pas dire pourquoi.

Depuis octobre 1887 il a des accès de fou rire sans cause connue. Cinq minutes après, il pleure en disant : « Je suis malade, je me meurs, je m'en vais de la poitrine » ; d'autres fois, c'est son cerveau qui est malade et quand on lui demande de préciser l'endroit de son mal, il ne sait jamais le faire. Il parle à chaque instant de suicide. Depuis huit jours il a des attaques hystériformes : se roule à terre en disant qu'il étouffe ; il s'arrache les cheveux et les vêtements. Pas de troubles de la sensibilité.

M. le Dr Legrain à qui je parlais récemment de l'hypocondrie chez les dégénérés, me disait qu'il est vraiment étonné de sa fréquence chez les enfants qui sont sous sa garde à la colonie de Vaucluse ; le moindre bobo les inquiète, tous les jours il en a la preuve.

D'autres fois, le délire naît à propos d'excès alcooliques. On sait la forme que prend habituellement le délire alcoolique et sa guérison rapide chez les sujets non prédisposés. Chez les dégénérés, au contraire, il laisse souvent après lui des idées délirantes systématisées. Les deux observations qui suivent sont des exemples d'idées hypocondriaques nées dans ces circonstances.

OBSERVATION V (PERSONNELLE).

Dégénérescence mentale, délire alcoolique, préoccupations hypochondriaques.

Le malade D..., âgé de 40 ans, entré à l'asile, le 3 janvier 1888, accompagné d'un certificat constatant des hallucinations terrifiantes, des idées de culpabilité imaginaire ; il a fait une tentative de suicide en voulant se jeter sous les roues d'une voiture.

Le jour de son arrivée D... est inquiet, légèrement obnubilé, ses mains tremblent, il paraît très malheureux et veut nous montrer les boutons qu'il a à la cuisse ; il perd la mémoire, il a des douleurs dans les jambes, dit-il ; effrayé de sa maladie, il pleure à chaque instant et nous dit que c'est sa syphilis qui en est la cause.

Ce délire, assez rare chez les alcooliques, ne s'explique que par les renseignements suivants donnés par son frère.

Sa mère a été internée plusieurs fois ; elle était bizarre par instants, devenait hallucinée et s'excitait. Elle est morte à la Salpêtrière.

Le malade n'a pas eu de maladies graves mais a toujours présenté un caractère bizarre, il s'exaltait facilement ; ses discours étaient souvent incohérents.

Brusquement, sans raison, il s'engage dans les zouaves et en Afrique prend des habitudes alcooliques ; depuis son retour il continue à boire et quoique bon ouvrier, il est toujours sans argent. A chaque instant il est aux crochets de son frère, vis-à-vis duquel il commet souvent des actes indélicats (son frère est obligé de le régler comme un enfant).

Il n'avait jamais eu de véritables idées hypocondriaques, mais parlait fréquemment de suicide, disant souvent: « Je ferai comme ma mère. »

Pendant les 10 jours qu'il reste à l'asile, ses idées s'éveillent peu à peu et, lors de son transfert, il ne présente plus aucune idée hypocondriaque.

OBSERVATION VI (1)

Dégénérescence mentale, délire alcoolique, préoccupations hypocondriaques.

C'est un homme de 32 ans dont le père et la mère sont morts de la fièvre typhoïde (accidents cérébraux). Il fut amené à Sainte-Anne à la suite d'un accès de délire aigu. Dans ses hallucinations visuelles,

(1) Thèse de M. Colnot, obs. IX, 1878.

il s'était armé d'une hache pour tuer des ennemis masqués et armés qui en voulaient à ses jours ; finalement, croyant voir sa patronne il se porta un coup de couteau sans gravité, pour ne pas frapper une femme.

Après plusieurs jours d'agitation, il est redevenu calme ; les mouvements désordonnés, les tremblements ont disparu. Les troubles de sensibilité générale persistent, douleur lombaire, secousses dans les membres, sensations de mauvaises odeurs. Mais les idées de persécution ont laissé place à d'autres idées. Il s'imagine qu'il est atteint de syphilis, qu'étant pris de boisson il a été en proie à des sodomistes qui ont abusé de lui. Il se plaint de douleurs très vives dans le fondement, qui lui rendent la marche très pénible. Et pourtant l'examen ne révèle aucune trace de violence et c'est pure imagination.

L'hypocondrie peut succéder à une véritable maladie et presque la remplacer. Le malade B... (Obs. VII) en est un exemple.

Il a été malade pendant plusieurs années ; actuellement il se porte bien, mais à la maladie a succédé la peur de la maladie ; B... se plaint toujours et n'ose plus sortir. Il nous offre un premier exemple d'hypocondrie à forme paroxystique, il a des moments de désespoir pendant lesquels il pleure abondamment et voudrait mourir. Cet exemple se répétera souvent par la suite.

OBSERVATION VII (PERSONNELLE)

Alcoolisme, dégénérescence mentale, épilepsie, préoccupations hypocondriaques.

L'observation de Charles B.... a déjà été publiée en 1880 par M. Magnan (coexistence de plusieurs délires *Archives de neurologie*, n° 1, observation XI) qui fit ressortir la coexistence très nette de trois délires : alcoolisme, dégénérescence mentale à forme impulsive et épilepsie.

Le délire alcoolique qui avait déterminé son entrée avait la forme habituelle, hallucinations terrifiantes, idées de persécution, etc., et disparut rapidement. La dégénérescence mentale était caractérisée par des impulsions conscientes au vol, à l'incendie, à l'homicide, au suicide. Enfin l'épilepsie était marquée par des attaques épileptiques et des vertiges suivis de courtes périodes délirantes à forme généralement impulsive et ne laissant après elles aucun souvenir.

Depuis que B.... est dans le service il a eu encore par instants des impulsions, quelques vertiges, mais depuis longtemps son amélioration est considérable. B.... mange bien, dort bien et travaille à l'asile. Tout le monde est très content de son activité et de son courage. Peu à peu, à la maladie a succédé la peur de la maladie. Son observation note à chaque instant des craintes hypocondriaques fort exagérées, des pleurs, des gémissements et toujours à ces moments revient l'obsession du suicide. Plusieurs fois il a refusé de manger, il a même fallu le nourrir à la sonde, il sait qu'il ne doit pas guérir et préfère mourir.

Actuellement cette peur est très nette, il a une hernie depuis près de 40 ans, de cette hernie partent des coliques atroces qui lui donnent des tiraillements dans la poitrine, dans le cou, et qui l'empêchent de travailler ; il a dans la cuisse droite des fourmillements, on dirait que c'est mort ; il est impuissant, cela lui trotte par la tête ; il ne trouve pas cela naturel ; il a des douleurs dans la verge qui ne sont pas normales.

Il a peur de devenir comme ces malheureux qui sont à l'infirmerie et il cite des paralytiques gâteux. A d'autres moments, il voudrait être comme eux, il les trouve bien heureux.

Le souvenir de ses impulsions d'autrefois le poursuit constamment, Quand il y pense, il n'ose plus bouger. Jadis il montait à l'échelle sans peur, aujourd'hui il n'ose plus, il craint de tomber. Quand sa famille lui reproche d'être un malade imaginaire, il est encore plus malheureux. S'il était sûr d'être guéri, il n'hésiterait pas à sortir. Toutes les preuves qu'on lui donne pour lui démontrer qu'il se porte bien lui rendent du courage, mais il ne tarde pas à retomber dans son hypocondrie et dans sa tristesse.

Enfin nous rappellerons ses antécédents héréditaires :

Mère névropathe, sujette à des migraines, triste et portée au suicide, morte d'un accès de délire aigu de cause puerpérale.

Père ivrogne.

Frères un épileptique, un autre alcoolisé a eu plusieurs vertiges.

Souvent l'hypocondrie délirante n'est qu'un épisode dans une suite de délires ; dans l'observation suivante empruntée à Brierre de Boismont, le malade, hypocondriaque pendant quelques jours, devient rapidement mystique, mélancolique, maniaque et finit par tuer sa femme et sa belle-sœur. Ce malade guérit.

OBSERVATION VIII (1) (RÉSUMÉE)

Dégénérescence mentale, préoccupations hypocondriaques, délire multiple, homicide.

M. H. C....., avoué, âgé de 33 ans, était d'une constitution robuste..... « Une grande douceur dans le caractère, un penchant extrême à obliger, une imagination vive et un esprit orné par la culture des belles-lettres, faisaient rechercher sa société et rendaient son commerce agréable. Cependant on avait toujours remarqué chez lui un air rêveur et taciturne, une humeur jalouse, une disposition à la défiance, à la mélancolie, etc. ».

Il se marie et rapidement devient jaloux de sa femme ; peu de temps après il est atteint de quelques troubles gastriques légers et la lecture des livres de médecine amène une idée fixe, celle d'une mort

(1) Brierre de Boismont, *Revue médicale*, octobre et novembre 1826.

inévitable par un vice vénérien ; des craintes constantes s'en suivent.
Un soir il rentre de l'audience tout inquiet, fait son testament et,
dans la nuit éclatent deux accès maniaques d'une extrême violence,
avec tentative de suicide. Dans ses moments de calme il s'excuse
près de son épouse et de ses enfants et demande au médecin de le
délivrer promptement d'une maladie qu'il attribue aux progrès de la
carie vénérienne. Deux jours plus tard, le mal vénérien ne l'occupe
plus, il est en proie à des terreurs religieuses et après des alternatives d'excitation et d'apathie il est transporté chez Esquirol. (Il ne
veut pas faire le moindre mouvement de peur de briser les bijoux de
la couronne.)

A l'asile, il se croit tour à tour damné, persécuté, craint le poison et
refuse les aliments. A cet état mélancolique, pendant lequel il
fait plusieurs tentatives de suicide, succède une agitation maniaque, etc...

Cinq mois après, sa femme le croit guéri et l'emmène chez lui...
Bientôt il se croit persécuté par des personnages mystérieux... Il invite
sa femme à descendre à la cave avec lui, tire un rasoir de sa poche
et la frappe d'un coup mortel. Une demi-heure plus tard, sa belle-
sœur descend pour voir ce qui se passe ; il l'immole près de sa sœur.
La domestique accourut en toute hâte à la cave, C... voulut encore
se précipiter sur elle et l'assassiner, mais elle eut le temps de s'en-
fuir. Les voisins, rassemblés, descendirent avec précaution et trou-
vèrent le malheureux se promenant tranquillement et disant qu'il a
tué sa femme parce qu'elle s'était transformée tout à coup en démon
pour l'attirer en enfer... On le transféra à Charenton où il fut pendant longtemps en proie à un délire violent... Quatre ans après il
rentrait dans la société. « Ses facultés intellectuelles étaient dans
toute leur intégrité, toutes ses fonctions s'exécutaient librement. »

L'observation ne rapporte pas quels étaient les antécédents
héréditaires du malade, mais son caractère, la promptitude, la
mobilité extrême et le polymorphisme de son délire, ne laissent
aucun doute, c'était certainement un dégénéré.

Le malade suivant (Obs. IX) est un exemple de dégénéré hypocondriaque, persécuté et ambitieux, mais une observation,
même superficielle, montre l'intrication de ces périodes et la différence, si bien démontrée par M. Saury, que présente ce malade
avec un délirant chronique.

OBSERVATION IX (1) (RÉSUMÉE)

**Dégénérescence mentale, préoccupations hypocondriaques,
idées de persécution et idées ambitieuses.**

M. Edm. T..., âgé de 42 ans, ne présente aucune déformation physique, les antécédents héréditaires et surtout ses antécédents personnels en font franchement un dégénéré.

(1) Lue à la Société médico-psychologique, séance du 26 décembre 1887, par M. le
Dr Saury.

À son entrée à la maison de santé, il est depuis longtemps en butte aux tracasseries de l'administration, sa femme le délaisse, ses amis le narguent. Il redoute d'avoir contracté la syphilis et plus encore la rage, que le simple contact de ses chiens lui aurait communiqué.

« Depuis six mois, dit M. Saury, que nous observons M. T..., nous avons vu l'obsession et l'impulsion, avec leurs caractères d'automatisme et d'irrésistibilité, leur forme paroxystique et angoissante, dominer constamment la scène morbide.

« D'autres phénomènes, que nous remarquerons également en saillie, ne sont pas moins expressifs dans leur manière d'être ; ils constituent un délire polymorphe et mobile, dont les changements brusques représentent une valeur symptomatique bien digne de figurer en regard du fonds instinctif. En un mot, les diverses manifestations de cet état mental sont frappées au coin de la dégénérescence mentale.

« Parmi les préoccupations multiples qui assaillent ensemble ou séparément, l'esprit de M. T..., il faut citer, avant tout, la crainte de la rage. Cette idée donne lieu à des crises d'agitation s'accompagnant d'une angoisse inexprimable : le malade ne peut rester en place ; il gémit et pleure, demande avec instance à être conduit chez M. Pasteur. Il n'est pas de protestation capable de le rassurer.

« Voici comment il décrit lui-même sa pénible situation, dans une note qu'il nous communique : « Faim dévorante (à peine sorti de table je voudrais recommencer mon repas), sensation de spasmes à la gorge, contraction continuelle de la mâchoire, salive abondante ressemblant à de l'eau, troubles de la vision, atonie de la voix, faiblesse générale. Je lacère mon mouchoir avec les dents, pour satisfaire mon envie de mordre. La raison m'oblige à vous prier de ne pas me laisser sortir ; du reste, aucune puissance au monde ne me ferait quitter ma chambre, car je ne veux pas causer de malheur ! »

« Un autre jour, pendant un accès de même genre, M. T..., que nous voulons aborder dans le jardin, nous supplie de nous éloigner au plus vite, et, aussitôt il se cramponne à un arbre pour s'empêcher, disait-il, de se jeter sur nous et de nous mordre. Le cachet impulsif conscient ne saurait être mieux marqué.

« En dehors de ces paroxysmes, l'obsession le poursuit encore ; quand M. T... nous demande des nouvelles de sa femme et de sa fille, c'est pour se lamenter sur leur sort : elles sont mortes assurément, car les allures d'Athos et de Mars (ce sont les noms de ses deux chiens) faisaient penser à la rage. « Ce malheur est-il arrivé ? ajoute-t-il en pleurant. Hélas ! à quoi bon m'en prévenir, je suis moi-même condamné, puisque je ne puis vous convaincre de la réalité de mes souffrances ! »

« Plus tard, l'expression de la crainte se transforme. Le malade subit des impressions désagréables du côté des organes génitaux. Il passe tout son temps à examiner sa verge, à palper ses testicules. Il croit avoir la syphilis, et cette appréhension, qu'il ne peut chasser malgré nos assurances, le tiendra en alerte durant plusieurs jours.

« Puis, c'est un ténia qui ronge ses intestins ; nous ne saurions rencontrer M. T..., sans qu'il nous entretienne des ravages de son hôte imaginaire : « Je vous dis que c'est le ténia ! » répond-il à nos objections, « je le sens ramper dans mon ventre ! » Il pratique des recherches interminables pour découvrir la trace du ver ; il fouille dans ses excréments, et non content de les pétrir dans le vase, il en retient parfois jusque dans ses poches, pour en toujours garder un échantillon sous la main. »

Le malade passe ensuite par différentes phases de dépression et d'expansion, le plus souvent persécuté dans le premier cas, ambitieux dans le second. Je laisserai d'ailleurs à M. Saury le soin de résumer ces différents états :

« J'ai déjà fait observer, dit-il, que l'un des principaux caractères de ces manifestations reposait sur leurs brusques alternatives. Dans l'espace d'une courte conversation, le malade peut passer sans transition d'un sujet à un autre, transformant sa physionomie, riant ou pleurant, au gré de sa variabilité. C'est ainsi qu'après avoir exprimé des idées prétentieuses, M. T... gémira sur sa cruelle situation. Les propos contradictoires ne lui coûtent guère ; il s'est donné pour un personnage très riche, d'une vigueur et d'une intelligence extraordinaires ; le voici dans le néant, tout est vague dans sa tête, il se dit perdu à jamais. Il vient de confesser que le suicide est un crime, que Dieu le lui a défendu ; presque aussitôt il appellera la mort à son secours et réclamera les moyens de se débarrasser d'une vie insupportable.

« En général, cependant, la nature des idées ne présente pas de modifications aussi rapides. La mobilité garde encore une certaine mesure, et des intervalles parfois ménagent les transitions.

« Aussi bien, qu'elles changent plus ou moins lentement d'aspect, les conceptions délirantes échappent à toute évolution méthodique ; leur apparition est toujours inattendue, en ce sens qu'elle n'obéit à aucune règle précise. Il en résulte que, malgré l'évidence d'une systématisation partielle, le raisonnement n'a pas de suite conséquente. »

Chez le malade Se... (Obs. X), débile et névropathe, l'hypocondrie reste le fond de la maladie, mais ce malade semble impulsif et ses idées de persécution le rendent certainement dangereux. Il l'a déjà montré.

OBSERVATION X (PERSONNELLE)

Débilité mentale, préoccupations hypocondriaques, idées de persécution.

Le malade Se..., âgé de 36 ans, entre à l'asile le 9 mai 1888.

Antécédents héréditaires : Père buveur, emporté, orgueilleux, méchant quand il avait bu. Mère normale. Une sœur est débile, un frère alcoolique. Six autres frères et sœurs sont morts de convulsions.

Nous n'avons pas de grands renseignements sur la jeunesse du malade — il nous la peint sous les couleurs les plus tristes — il était superstitieux, apprenait difficilement à l'école ; il sait lire et à peine écrire. Il se croit malade depuis 1879 et semble en effet avoir eu à différentes périodes de crises de gastralgie et de vomissements. Il raconte ces différents accidents comme s'il avait fait de graves maladies, et à chaque instant s'interrompt pour pleurer convulsivement.

Il semble avoir eu, il y a six ans, un accès de délire alcoolique, il avait des hallucinations de la vue, voyait des bêtes sur le papier et ne dormait plus. Cet accès redoubla ses idées noires, il voulait partir en Amérique, il voulait se tuer, désolé de ne pouvoir se guérir. C'est à cette époque qu'il est allé chez le zouave Jacob ; depuis il se couvre la tête et la poitrine avec des livres de ce zouave, il veut même à certains moments soigner les malades qu'il rencontre, il les touche à la façon de Jacob.

En octobre 1887, il retourne voir son zouave, à ce moment il souffrait jour et nuit comme si on le piquait avec des épingles brûlantes ; il avait des accès de suffocation, il veut me montrer comment il faisait et se met à respirer bruyamment et à pleurer.

En décembre 1887, il va voir une tireuse de cartes qui lui dit qu'il deviendra fou. En rentrant chez lui il a un accès de suffocation avec délire mystique et ambitieux. Il disait : « Je deviens fou, quand je serai guéri, je serai demi-dieu, sauveur des Juifs, etc. » Il voyait le firmament, des anges, des comètes, etc.

Depuis ce temps son hypocondrie s'exagère ; il a peur de ne jamais guérir ; il examine ses crachats. A la fin de décembre 1887, raconte-t-il, il a rendu quelque chose de gros comme un haricot, tout noir (il travaille au chemin de fer), entouré d'une peau, comme un fœtus.

A partir de cette époque, il soupçonne sa femme et, peu à peu, sa jalousie devient insupportable. Chaque fois que sa femme est en retard, il l'accuse d'avoir des rendez-vous. Il voit dans la cuvette les traces des méfaits de sa femme, il lui reproche de se lever la nuit, d'aller sur le carré avec des hommes et de dépenser avec eux son argent. Il est persuadé que sa femme a des rapports buccaux avec des hommes et que c'est en l'embrassant qu'elle lui a glissé dans la bouche le fœtus qu'il a rendu peu de temps après. Il l'a bien senti à une brûlure de la langue et de l'estomac, c'est depuis qu'il a des aigreurs.

Quelques jours avant son entrée, il rentre furieux et dit à sa femme : « Je t'ai encore vue ce matin, viens chez le médecin, je vais te faire visiter. » Il attrape une canne et la frappe violemment. Peu de temps après il veut se donner un coup de couteau.

A son arrivée à l'asile, le malade nous raconte ses ennuis en s'interrompant souvent par des accès de désespoir. Il a l'apparence d'une excellente santé et se promène habituellement dans le service en fumant sa pipe.

Spontanément, lorsqu'on lui cause de sa maladie ou encore quand il revient de la douche, il a des accès d'anxiété pendant lesquels il semble respirer difficilement, gémit, crache et exprime le désespoir le plus grand. Quelques instants après il est debout, s'occupe dans le service. D'autres fois ce sont des accès de rage pendant lesquels il tempête contre sa femme, lui reprochant ses maladies et son internement.

Examen physique : Hyperesthésie dans les flancs et à la face antérieure du thorax, non pas à la piqûre, mais à la pression, au niveau des espaces intercostaux. Cette pression produit des douleurs tellement vives qu'il se tord sur son lit ; en arrière la pression ne produit rien d'anormal. Pas de points hystérogènes, pas de zones d'anesthésie. Pas d'autres troubles.

Le malade Hi... (Obs XI) est entré dans les asiles une dizaine de fois, tantôt pour délire mélancolique, tantôt pour délire ambitieux. Pendant son séjour à l'asile, il s'inquiète, se couche et quelque temps après éclate un délire hypocondriaque.

Nous noterons, à propos de ce malade, la facilité avec laquelle ses idées éveillent des hallucinations correspondantes et la rapidité avec laquelle son délire prend la forme absurde longtemps regardée comme spéciale aux paralytiques généraux.

J'ajouterai que ce malade si intéressant à divers titres a guéri autant de fois qu'il a eu de délires et que, actuellement âgé de 59 ans, il a encore une santé mentale assez satisfaisante.

OBSERVATION XI (PERSONNELLE)

Dégénérescence mentale, accès délirants fréquents, délire hypocondriaque.

Le malade H..., actuellement âgé de 59 ans, est entré dix fois à l'asile Sainte-Anne depuis 1869.

Antécédents héréditaires : Un grand-oncle maternel est mort aliéné. Sa mère est également morte dans un asile. Son père buvait beaucoup. Une de ses sœurs était sujette à des attaques de nerfs, entendait des voix et souvent refusait de manger.

Son histoire pathologique est tellement longue que nous la résumerons rapidement pour n'insister que sur le point spécial qui nous occupe. Il était intelligent, actif, mais il n'a fait que de mauvaises affaires, il a changé de métier très souvent. Son existence est une suite de bizarreries et d'excès. Dans ses dix entrées sont notées deux fois de la dépression mélancolique et huit fois l'excitation intellectuelle avec idées de grandeur. Chaque fois son affaiblissement mental apparent, la mobilité et l'incohérence de ses idées et de ses actes, plusieurs fois même son inégalité pupillaire firent diagnostiquer ou craindre une paralysie générale résultant d'excès alcooliques. La date de sa dernière entrée est le 22 juillet 1886, il était excité, désordonné, incohérent, se croyait préfet et distribuant des places. Transféré peu de temps après à l'asile de Vaucluse, son délire dura quelques mois.

Mon collègue et ami Lwoff, en 1887, le trouve alors calme mais préoccupé, pensant toujours à ses affaires de commerce et de famille et aux ennuis de sa situation.

En mars 1887, il se sent fatigué, marche difficilement, mange peu, et après quelques mois de cet abattement général, il se met au lit et ne veut plus se lever, se plaignant de douleurs dans le dos et dans le bas-ventre. Un matin, il dit que ses pieds diminuent, que son corps maigrit, que les os de ses bras sont comme des baguettes, que ses nerfs sont étirés, son sang se tourne en eau. Son délire continue pendant quelques mois; il dit que son œsophage est collé, son estomac également. Finalement, au mois de juin, il refuse toute nourriture et on est obligé de le nourrir à la sonde, il s'y soumet sans résistance, mais affirme que c'est complètement inutile, qu'il ne pourra pas digérer, que cela ne passera pas. Il est ainsi nourri à la sonde pendant quatre ou cinq jours, il recommence à manger et, au bout d'un mois, veut bien se lever, tout en prétendant qu'il ne pourra pas tenir sur ses jambes, tant elles sont petites ; ses dents elles-mêmes sont diminuées. Peu à peu il recommence à manger et, au bout d'un mois, prend de l'embonpoint. En août, époque à laquelle nous le voyons, il se rend utile dans son quartier, sa démarche est ferme, sa sensibilité intacte, il n'a pas de tremblement des doigts, ses pupilles sont égales ; son intelligence n'est peut-être pas très vive, mais il nous donne lui-même, avec précision, des détails sur ses différentes entrées. Il nous donne même quelques détails qui nous semblent intéressants sur la genèse de ses accès de délire ambitieux.

Pendant quelque temps, il se sent plus d'activité, il fait de grands projets, il est plein de confiance en lui-même et les idées de grandeur apparaissent. A plusieurs reprises, il a eu des hallucinations de la vue et il a remarqué avec quelle facilité il les invoquait.

A sa dernière entrée, par exemple, voici comment il devint ambitieux : pensant à l'aspect de Paris un soir de fête, il voit les boulevards couverts de monde et des quantités de becs de gaz allumés. Alors il évoque différentes choses qu'il veut voir : des chevaux, et les chevaux sont là devant lui. Sur son ordre, il voit la terre couverte de manne, de montres d'or ; il voit le jugement dernier. Il évoque une armée, elle lui apparaît aussitôt, il commande à cette armée de tirer des coups de canon et il les entend ; il se promène alors sur le trottoir et prononce à haute voix des commandements qui le font arrêter.

Tout le délire peut-être bâti sur une idée fixe et la maladie rester imaginaire ; l'observation suivante, rapportée par Michea paraît tellement convaincante que nous la lui empruntons.

OBSERVATION XII (1)

Dégénérescence mentale, idée fixe de nature hypocondriaque.

« Une femme mariée et d'une haute naissance, me fit appeler un jour, pour me prier, en versant des larmes, de lui enlever un morceau de chair qu'elle voyait, dans son miroir, flotter au haut de son gosier, et qu'elle supposait devoir déterminer la suffocation ; une bougie était allumée, j'examinai le pharynx, et voyant tous les organes de cette région dans leur état normal, je pensai bientôt qu'il s'agissait d'un trouble de l'imagination. Je préparai le corps, je provoquai des évacuations, je corrigeai l'atrabile, je conseillai la phlébotomie. Ces choses faites, je cherchai à calmer la malade par le raisonnement. Je lui affirmai qu'elle apercevait au fond de son gosier la luette, et pas autre chose, et j'ouvris même la bouche afin qu'elle pût s'assurer de l'existence de ce même organe chez un autre. Mais tout fut inutile, elle ne se laissa convaincre par aucune raison.

(1) *Traité de l'hypocondrie*, obs. LVI.

Elle demandait qu'on lui enlevât au plus vite la luette, en donnant
pour motif qu'il y allait de sa vie.

« — Vous vous exposez, lui dis-je, à la risée publique, car si on
enlève la carnosité dont il s'agit, l'émission de vos paroles sera gênée,
votre voix deviendra nasillarde, et vous passerez alors pour être en
proie aux accidents des maladies vénériennes. Comme ces arguments
ne la désabusaient pas davantage, je crus devoir recourir à la super-
cherie. Un chirurgien est appelé. Il promet d'enlever la carnosité à
l'aide des caustiques. Il touche plusieus jours de suite la luette avec
du miel rosat mélangé à de l'acide sulfurique.

« — Maintenant, dis-je à la malade, la plus grande partie de la
carnosité est enlevée, le reste disparaîtra de soi-même avec le temps.

« — Quoi! répondit-elle, vous plaisantez! tout est encore dans
le même état. Vous cherchez à m'en imposer, mais on ne me trompe
pas ainsi. Coupez, coupez, c'est l'unique moyen de me ramener à
la santé.

« J'appelle de nouveau le chirurgien, et tandis qu'elle ouvre la
bouche, celui-ci y introduit un morceau de chair saignante. En
même temps il pince fortement la luette, afin de déterminer de la
douleur; puis, d'après mes ordres, il extrait avec son instrument le
morceau de chair saignante et le jette sur un carreau de la chambre.

« — Vous me croyez donc insensée, en faisant ainsi tous vos efforts
pour me circonvenir par la ruse? La carnosité n'est nullement
détruite, et si vous hésitez à en opérer l'ablation je vais prendre
un couteau pour l'enlever moi-même. La malade visita ensuite toutes
les boutiques de barbier, afin d'obtenir le secours que lui refusait
son chirurgien. »

Dans ce cas, l'idée ne se complique pas, la malade se figure que
sa luette est une carnosité qui va l'étouffer et son idée ne change
pas. Chez les malades suivants, une idée analogue est le point de
départ d'un délire qui se généralise.

Hau... (Obs XIII) se figure qu'elle n'est pas faite comme les
autres et en peu de jours un délire de négations se forge autour
de cette idée.

OBSERVATION XIII (personnelle)

Débilité mentale, idée fixe, délire de négations.

La malade H..., âgée de 22 ans, entre à l'asile le 27 janvier 1888.
Antécédents héréditaires : Le père et la mère sont cousins ger-
mains.

Mère débile, elle accuserait volontiers l'amant de sa fille d'avoir
déterminé sa maladie par des drogues; elle a toujours été triste.

Père grand buveur, a quitté sa famille il y a dix ans et ne s'en
occupe plus.

La malade a marché très tard, à quatre ou cinq ans elle a été soignée et guérie à Sainte-Eugénie pour une chorée généralisée. A
l'école elle apprenait très difficilement, quoique très docile. Enfant,
elle était très nerveuse, se raidissait et grinçait des dents quand elle

était en colère. De dix à quatorze ans elle a eu des attaques de nerfs avec sensation de boule à la gorge. Elle a été réglée à quatorze ans. A dix-huit ans, elle fait une fièvre typhoïde ; depuis elle est tout à fait changée, n'en fait qu'à sa tête, n'écoute plus sa mère, trois fois elle quitte la maison. Les deux premières fois, s'absente seulement pendant quelques jours, et la dernière fois s'installe définitivement avec un amant. Peu à peu son amant s'en fatigue et lui dit à plusieurs reprises qu'elle n'est pas faite comme tout le monde ; sa faible imagination roule autour de cette idée et presque brusquement elle se met à délirer.

Elle dit qu'elle n'est pas faite comme les autres ; son corps est tout changé, elle n'a pas de mains, pas d'os, elle ne respire pas comme les autres : « Je n'ai pas les yeux qui tournent, » dit-elle à certains moments et elle va montrer ses yeux à toutes les malades. Quand elle boit cela ne descend pas comme chez les autres ; elle ne va pas à la selle, elle n'urine pas, etc., etc. Elle ne dort plus, pleure à chaque instant, il faut la forcer à manger, etc.

L'examen de la malade ne démontre aucune malformation, aucun trouble de la sensibilité qui puisse expliquer son délire.

Peu de temps après son entrée elle est transférée à la Salpêtrière.

Maria Des.... (Obs. XIV) se figure qu'elle est « bouchée par le bas », elle croit inutile de manger, elle se remplit comme une statue, etc.

OBSERVATION XIV (PERSONNELLE)

Dégénérescence mentale, idée fixe, délire de négations.

D..., âgée de 49 ans, entre à l'asile le 31 janvier 1888.

Antécédents héréditaires : Mère goutteuse, morte paralysée. Le père, mort subitement à l'âge de 79 ans, était buveur.

Deux enfants sont morts jeunes.

Parmi les deux autres, l'un très original et buveur, l'autre qui a dix ans semble normal.

La malade est un enfant jumeau.

Elle a toujours eu l'intelligence médiocre ; cependant son mari la trouve tranquille et bonne femme de ménage.

Elle est entrée quatre fois dans le service depuis 1875. La première fois (1875) elle était excitée, violente, son langage incohérent, elle énonçait des idées ambitieuses et hypocondriaques, parfois obscènes.

A la seconde entrée (1876) elle était hallucinée et alternativement excitée et déprimée.

En 1881 elle entre pour la troisième fois, et son délire présente toujours alternativement des périodes d'expansion et de dépression. Elle s'imagine que le plafond du quartier est la voûte de Jérusalem et qu'elle va s'écrouler ; elle vivra éternellement ; elle est la planète, son corps est toujours plein, elle n'a pas besoin de manger.

Enfin elle rentre pour la quatrième fois en janvier 1888 et c'est alors que nous l'observons.

Depuis quelque temps elle se sentait fatiguée, ne pouvant plus y tenir, elle s'est couchée et presque subitement a déliré.

A son arrivée elle se rappelle qu'à sa première entrée elle se disait marquise d'Aligre : « J'étais folle, dit-elle, maintenant ce n'est plus la même chose, c'est de la maladie. » Son délire est tout entier d'une nature hypocondriaque et plus fixe que cohérent. Il est impossible de faire expliquer à la malade l'association de ses idées et même de certains mots qu'elle emploie. Elle raconte tranquillement son délire, tantôt riant, tantôt pleurant. Chez elle, elle disait qu'elle était en pierre, immortelle, elle était la boule du monde, la planète ; son mari et son enfant étaient des planetons. Elle dit : que ses parents étaient des princes de la terre, d'une race très ancienne, Jacob, Isaac, elle ne sait pas très bien. A l'âge de neuf ans, elle s'est serré le bas du corps en s'amusant, « c'est de sa faute », dit-elle ; depuis elle est fermée, elle n'accouche pas comme les autres, elle accouche par le ventre. Quand elle était toute petite, son manger coulait comme de l'eau ; plus tard, quand elle s'est mariée, elle a mangé par distraction, elle s'est remplie, elle est comme une statue. Son corps est rempli même plus que la terre qui est une planète. Elle ne peut pas mourir. Depuis ce temps-là elle est toujours maladive, son sang est trop âcre ; il lui semble que la pointe du sternum est soudée au dos, qu'elle ne peut plus manger, elle ouvre la bouche et dit que c'est clos, il y a bien un petit trou, mais cela s'arrête à la gorge ; quand elle mange il en passe si peu, si peu. Quand elle boit, elle est obligée de courir immédiatement aux cabinets, ça coule tout de suite.

« J'ai mes règles en ce moment, dit-elle, elles passent entre cuir et chair, c'est du sang âcre, c'est du sang mauvais. »

En dehors de ces idées hypocondriaques, elle n'a qu'une crainte, c'est de voir son enfant comme elle.

Dans le quartier, elle se rend utile et il lui arrive assez souvent de rire de sa conformation imaginaire ; mais à chaque repas, il est très difficile de la faire manger, elle dit qu'elle est bouchée, que son manger se tassant va l'étouffer, et elle pleure ; elle n'a pas besoin de manger puisqu'elle est immortelle. Cependant en insistant un peu, elle nous fait le plaisir de manger.

Pendant tout le temps de sa présence à l'asile, elle reste la même et lors de son transfert à Villejuif, elle dit qu'elle est malheureuse d'être transportée de maison en maison, elle sait bien qu'elle ne guérira pas, elle n'est pas malade de caractère, c'est son corps qui est fait comme cela.

Ces deux derniers délires ressemblent beaucoup à certaines observations que M. Cotard a réunies sous le nom de délire des négations. Ils amènent d'ailleurs, chez nos malades, des résultats tout à fait différents : l'une (XIII) pleure toute la journée, essaye de convaincre ses compagnes qu'elle n'est « pas faite comme les autres » ; la seconde (XIV) regrette de ne pas être faite comme tout le monde, mais elle accepte presque sa situation avec philosophie.

Des idées fixes du même genre peuvent parfois amener des délires qui se détachent plus ou moins de l'hypocondrie. Nous nous rappelons, par exemple, une débile qui, ayant avorté au troisième mois de sa grossesse, crut plus tard qu'elle était toujours enceinte, et quand nous la vîmes, elle était enceinte de deux ans et demi; elle causait avec son enfant, etc.

Cette malade a été présentée au cours de M. Magnan, l'année dernière.

Une autre, déséquilibrée au plus haut degré, vit un jour sur sa chemise des pertes blanches et à partir de ce temps crut qu'elle avait du sperme, qu'elle était par conséquent homme et femme, et tout son délire partit de là.

Assez souvent, quoi qu'en aient dit beaucoup d'auteurs, le délire hypocondriaque aboutit plus ou moins promptement à des tentatives de suicide. Les trois observations suivantes en sont des exemples :

OBSERVATION XV (PERSONNELLE)

Débilité mentale, troubles de la sensibilité générale, préoccupations hypocondriaques, tentatives de suicide.

La malade Gl..., âgée de 44 ans, ne semble pas présenter d'antécédents héréditaires. Elle était autrefois gaie, courageuse, toujours sobre, mais elle a toujours fait preuve d'intelligence médiocre. Elle a eu deux enfants, l'un est mort de méningite, l'autre qui a dix ans est choréique.

Le mois avant son entrée, on lui apprend que sa sœur est très malade; à cette nouvelle, elle fut prise de grincements de dents et de tremblements qui durèrent plus d'une demi-heure. Elle va voir sa sœur et, pendant le voyage, est atteinte de bronchite qui guérit au bout de deux mois. Elle reste faible et a des douleurs d'estomac, tous les jours se plaint et dit qu'elle a le ver poilu, le ver solitaire, ses nerfs aussi gros que le poing, elle a les os mangés, etc.

Sous l'impulsion de ces idées, elle fait plusieurs tentatives de suicide, elle veut se jeter dans un puits, une autre fois elle veut se pendre, une autre fois, enfin, elle veut avaler une fourchette.

Dans le service elle se livre à toutes sortes d'extravagances, raconte ses douleurs à tout le monde; cependant elle mange bien et ne présente rien d'anormal à l'auscultation.

Elle est transférée, quelques jours après son entrée, toujours dans le même état.

OBSERVATION XVI (PERSONNELLE)

Dégénérescence mentale, troubles de la sensibilité générale, préoccupations hypocondriaques, tentatives de suicide.

La malade P..., âgée de 57 ans, entre à l'asile le 7 juillet 1887.

Antécédents héréditaires : Son père buvait énormément, furieux au moindre excès; il a cassé la hanche d'un de ses fils d'un coup de pied et éborgné l'autre d'un coup de poing. Il a voulu violer une de ses filles. Sa sœur est épileptique. Une autre sœur a des mœurs très irrégulières, elle était cantinière et elle a bu beaucoup.

La malade a toujours eu un esprit faible; elle était dévouée, de bon cœur, mais d'un caractère excentrique, bizarre, emporté, se mettant en colère pour le moindre objet déplacé; elle ne trouvait bien que ce qu'elle faisait elle-même. Elle est d'une avarice sordide, ayant des mouchoirs neufs, des chemises neuves, elle met pièces sur pièces sur ses vieilles chemises; elle fait des mouchoirs de tous les chiffons qu'elle rencontre, les cousant les uns aux autres.

L'existence de son mari, d'après sa propre expression, a été « un long martyre ».

Elle a eu quatorze enfants dont les trois quarts sont morts jeunes. En 1857, pendant l'allaitement d'un enfant, elle perd son premier mari; elle est folle pendant six mois.

Ses règles cessent en 1883; depuis, son caractère devient plus irritable, si c'est possible.

Dès 1884, elle se plaint de douleurs dans la bouche, elle mange bien, mâche bien, sans douleur, mais aussitôt après le repas elle se plaint de douleurs intolérables « à se jeter par la fenêtre ». Dans les intervalles elle ne se plaint pas; l'arrachement d'une dent n'y fait rien. Elle va à Necker, les médecins ne lui trouvent rien, elle en sort très irritée et se remet au travail, se plaignant toujours de sa bouche.

Elle reste ainsi jusqu'en 1886, allant aux consultations, changeant tous les jours de médecin et de médication.

Elle se fait arracher plusieurs dents très bonnes, rien n'y fait. « Depuis six mois, dit le mari, la maladie devient « chronique », la vie lui est à charge et elle cherche tous les moyens de s'en débarrasser.

Ses plaintes deviennent incessantes, à ses douleurs de la bouche se joignent des douleurs du pied droit; elle met à ce pied des chaussures très larges. Elle n'en continue pas moins à faire son métier et court toutes les matinées dans la rue. Peu à peu viennent des douleurs du pied gauche, de la tête, de la poitrine; actuellement elle souffre de partout.

Elle a toujours froid au ventre, « ces jours-ci il faisait une chaleur sénégalienne, elle mettait son édredon sur elle »; toute la nuit elle avait dans la bouche un morceau de toile pour isoler une lèvre de l'autre. Souvent elle s'occupe de ses urines, il lui arrive alors de vouloir uriner à chaque instant et elle s'épouvante de ne pouvoir rien faire. Depuis quelque temps elle se plaint de ne plus voir clair et pourtant elle enfile facilement une aiguille. Elle avait des moments de désespoir insensé pendant lesquels elle parlait de suicide.

Dans les quatre jours qui précèdent son entrée, elle fait deux tentatives de suicide par asphyxie; elle menace tous les gens de se jeter par la fenêtre.

Tous les médecins qui l'ont examinée n'ont jamais rien trouvé. A l'asile, elle boit, mange, dort bien, mais toute la journée elle pleure, elle se plaint de sa bouche, de ses dents, de ses lèvres, de son palais, de son ventre; « j'ai la peau morte, dit-elle, j'ai des douleurs atroces dans la bouche et dans les tempes, ça me descend dans les yeux, je ne puis plus marcher et la nuit je transpire tellement que je mouille des chemises; quand je suis couchée, je suis comme morte, j'ai voulu m'asphyxier tant je souffre, j'aurais voulu me pendre. »

Un autre jour elle a les pieds enflés, tout le corps, ça la pique dans l'estomac, dans le corps, dans le dos, dans les os, dans les yeux, ça la rendra aveugle, quand elle les ferme elle ne peut plus les ouvrir.

Elle ne peut plus manger ni aller à la selle et cependant elle fait tout cela très régulièrement.

L'examen de la sensibilité ne révèle rien d'anormal. Elle est dans le même état lorsqu'elle est transférée à Villejuif, le 29 juillet 1887.

OBSERVATION XVII (PERSONNELLE)

Dégénérescence mentale, excès alcooliques, troubles de la sensibilité générale, préoccupations hypocondriaques, tentative de suicide.

Le malade B. J..., âgé de 35 ans, né à Buchara, parle très mal le russe, le persan, l'arabe, le turc, l'anglais, le français, l'hébreu, il est presque impossible de le comprendre dans aucune de ces langues, les renseignements sont donc très vagues. Ses parents sont morts jeunes, subitement. Un frère est mort d'hémoptysie. Le malade dit avoir fait des études suffisantes à l'école israélite. Il n'a jamais eu de maladie sérieuse. Il a quitté son pays il y a trois ans, est allé au Maroc où il a fait des excès alcooliques; de là il est venu à Londres, il y a de cela seize à dix-sept mois. Il était en costume oriental très léger et se refroidit; il le sentit à des douleurs à la tête et dans le dos. Pour parer à cet inconvénient il achetait pour 4 francs de charbon par jour et l'allumait sous son lit, restait sous les couvertures jusqu'à ce qu'il soit tout mouillé. A partir de ce moment il devint malade et retourna en Afrique, partout se soignant et cherchant des remèdes. Il vint enfin à Paris où il consulta beaucoup de médecins. Il est impossible d'obtenir le récit exact de la marche de sa maladie; il se plaint de toute espèce de sensations désagréables qui le portèrent au désespoir et au suicide. Dans les premiers jours d'août 1887, il se jette par la fenêtre et se fracture la cuisse droite; transporté à Lariboisière et de là à Rothschild, on ne peut le supporter nulle part et on l'envoie à Sainte-Anne le 27 août 1887.

A l'asile, le malade est insupportable sous tous les rapports, très excitable, tantôt riant, tantôt pleurant. Il ne fait pas du tout attention à la fracture dont il se moque absolument; les infirmiers ont toutes les peines du monde à le maintenir au lit, soit qu'il veuille donner plus d'expression à ses plaintes, soit qu'il se moque de sa fracture et veuille partir. A part ces quelques moments d'excitation, B... raconte à qui veut l'entendre et même à qui ne veut pas, l'histoire de ses tourments en les accompagnant toujours d'une mimique expressive.

Voici le résumé rapide de ses plaintes : Pendant les premiers jours de son séjour, il avait à ses côtés un coreligionnaire et toute la journée il l'appelait pour lui faire mettre la main sur un point quelconque de son corps, en lui disant que ses organes sont renversés, son cœur ballotte, quand il respire il sent le mouvement dans le dos, ses os craquent, il n'a plus de pouls; il a dans le dos une boule grosse comme un œuf, plus tard elle crève et il sent un liquide qui s'écoule le long du rachis. Une autre fois il dit que son estomac est abîmé, que tout ce qui s'y trouve se répand dans l'organisme, monte et descend dans le dos et jusque dans les orteils. Quelquefois les douleurs montent au cœur et il y sent comme un balancier. Tout ce qui est au-dessus de la bouche va bien, mais au-dessous c'est fini. La colonne vertébrale est également finie, il sent un liquide qui lui coule le long du dos, dans les aines et par la verge quand il urine. Ce qu'il mange lui coule dans les jambes en faisant des glouglous ; il a plus de cent cinquante vents par jour. Il n'a plus d'érection, il s'en attriste ; son testicule n'est plus bien, son larynx, sa trachée, ses carotides ne sont plus en place, il lui manque quelque chose à la nuque et aux épaules. Autrefois il n'avait pas de creux dans le dos, maintenant il y a un véritable trou. Chaque jour j'ai beau lui démontrer qu'il est fait comme tout le monde, il persiste à se voir déformé d'un côté ou de l'autre. Pendant tout ce temps il examine ses excréments, ses urines, ne les trouve jamais bien et pourtant toutes ses fonctions s'exécutent régulièrement et, dans les derniers jours de décembre, sa fracture étant guérie, il a grand plaisir à nous montrer qu'il marche bien. L'examen de la sensibilité fait à différentes reprises ne nous a jamais rien montré d'anormal. Peu à peu ses plaintes diminuent et au moment de son transfert, le 26 décembre 1887, il faut ranimer ses souvenirs pour qu'il en parle. Nous le revoyons quelques mois après à Ville-Evrard où son délire a diminué graduellement et où sa sortie est projetée.

Le dernier de ces malades se fracture la cuisse et pendant tout le temps que dure la consolidation de sa fracture ne s'en occupe pas du tout, ses craintes habituelles seules l'inquiètent. Cette observation nous semble bien démontrer quel grand rôle joue l'imagination dans l'hypocondrie. Un fait analogue s'est présenté chez un malade que nous avons actuellement sous les yeux. Voici son histoire rapide : Ce malade a toujours eu la déséquilibration typique des dégénérés, et cette déséquilibration, cette mobilité se montrent même aujourd'hui à travers son délire. Il se croit atteint de carie des os, de dégénérescence calcaire, et depuis sept ans son idée n'a pas changé un seul instant. Il interprète dans le sens de son idée toutes ses sensations. Il n'a plus d'atlas, sa colonne vertébrale est dessoudée. Un autre jour sa cuisse est brisée ; ce sont les os qui se séparent. Il a un ulcère du maxillaire et il montre un dépôt assez considérable de tartre dentaire. Le jour où on lui enlève ce tartre, il est persuadé qu'on lui a fait une grande opération et affirme depuis qu'il n'a plus de maxillaire supérieur droit, etc., etc.

Il a généralement l'allure courbée qui convient à sa situation et son inquiétude s'exagère beaucoup à certains moments, mais il suffit le plus souvent d'une distraction : lecture, discussion ou un appel quelconque pour le faire sortir de ses habitudes ; sa figure s'illumine, il se redresse et court où on l'appelle.

Ce malade a été atteint, cet hiver, d'une bronchite assez intense avec fièvre ; il nous a été presque impossible de l'ausculter, il chantait *Lucie* à tue-tête pour nous montrer qu'il avait de bons poumons et peu d'instants après nous faisait sentir la place de la sixième vertèbre cervicale qui lui manque.

A travers ce délire tenace s'intriquent d'autres idées délirantes : autrefois il a eu des idées de persécution ; depuis longtemps se montrent très fréquemment des bouffées ambitieuses très manifestes. Un article de journal, une lecture quelconque suffit pour qu'il se mette à écrire un projet de réforme financière, économique ou politique. Son dossier renferme ainsi des projets qu'il a envoyés au directeur de Sainte-Anne, au président du conseil municipal de Paris, etc. Il écrit à toutes les autorités qu'il a connues de près ou de loin. Quand il discute, il bourre ses arguments de termes ronflants qu'il croit irréfutables.

Mais son idée de carie des os reste absolument fixe, tout argument contraire à son idée est sans effet. Tous les soirs il fait ses adieux à ses camarades : c'est sa dernière nuit.

Enfin, dans l'observation XVIII nous voyons les préoccupations maladives d'abord très légères (fraîcheur d'intestin) grossir peu à peu, s'emparer exclusivement de l'esprit du malade et quand il se croit gravement atteint, il en reporte toute la responsabilité sur les médecins en général, sur ceux qui l'ont soigné en particulier, et un jour (seize ans après), attente à la vie de l'un d'entre eux.

OBSERVATION XVIII

Monomanie hypocondriaque qui a dégénéré en monomanie homicide (1).

« Je dois à la bienveillance de M. le Dr Jacquemin, médecin de la prison de la Force, la communication du rapport suivant :

« Nous, soussignés, docteurs en médecine de la Faculté de Paris, etc.

« En vertu de l'ordonnance rendue, le 23 janvier 1839, par M. Dieudonné, juge d'instruction, à l'occasion de la procédure criminelle commencée contre le nommé Alexis Bourgeois, âgé de 44 ans, cocher de cabriolet, et détenu à la Force, *inculpé d'avoir, le 18 janvier, tenté de commettre un assassinat sur la personne de M. Bleynie, docteur en médecine, demeurant rue de Bercy, 15, parce que ce médecin l'aurait mal soigné, il y a une douzaine d'années.*

« Nous nous sommes transportés, le 25 janvier, à la prison de la

____
(1) Marc, *De la folie*, t. II, p. 14.

Force, à l'effet de constater l'état mental où se trouve en ce moment ledit Bourgeois: de savoir s'il jouissait de toutes ses facultés intellectuelles au moment de la tentative d'assassinat, et après avoir reconnu son état, de nous expliquer sur ses causes et les conséquences qu'il pourrait avoir. Afin de nous éclairer complètement sur la situation physique et intellectuelle du susdit, nous avons plusieurs fois renouvelé nos visites, ensemble et séparément; l'un de nous, médecin de la prison, l'ayant fait placer à l'infirmerie, l'a visité tous les jours et fait surveiller par les employés, et d'après les observations que nous avons faites, et les renseignements que nous avons recueillis, nous déclarons ce qui suit :

« Bourgeois est un homme d'une taille moyenne; dans la conformation de sa tête, il ne présente rien de particulier. Il a 44 ans, mais son crâne, en partie chauve, ses cheveux gris, les rides de son visage le font paraître plus âgé. Il est maigre, pâle, ses traits portent l'empreinte d'un état habituel de souffrance, ou physique ou morale. Il dort, mais d'un sommeil irrégulier; souvent il reste éveillé une partie de ses nuits, assis sur son lit. Son appétit est modéré et bizarre; il préfère certains aliments, il en repousse d'autres, comme très nuisibles à sa santé, le bouillon gras, par exemple. Le plus souvent il se promène seul, ou reste debout, appuyé contre son lit, la tête penchée, l'air pensif et préoccupé. Il cause peu; si parfois il prend part aux entretiens, on s'aperçoit qu'il ramène toujours la conversation sur les maladies. Dans ses rapports avec les chefs, avec les autres détenus, il montre la plus grande douceur. Dans ses paroles et les actes habituels de la vie, on ne remarque rien de déraisonnable. Si on se bornait à cet examen général, on n'hésiterait pas à le déclarer sain d'esprit; mais si on scrute plus avant, si on fixe l'investigation sur un point spécial, on se forme une opinion différente.

« Bourgeois a une idée fixe qui depuis seize ans le poursuit, le domine, qui, réagissant sur ses perceptions et ses déterminations, est devenue le mobile de toutes ses actions, la cause de tous ses maux, qui a rompu ses habitudes de travail, brisé ses liens de société, de famille, de ménage, l'a réduit à la plus complète misère, et l'a conduit enfin dans une prison, sous le poids de la plus grave inculpation.

« Laissons Bourgeois s'expliquer lui-même et nous rendre compte de ce qu'il éprouve :

« Il y a seize ans, dit il, j'ai gagné une fraîcheur dans les intestins; elle pouvait être guérie en huit jours, il suffisait de six bains de vapeur. Je vais trouver M. Fiévé; il m'ordonne des drogues et me fait poser des vésicatoires sur le ventre. Après plusieurs mois de ce traitement, je retourne lui dire que je souffrais toujours, et que j'avais un mal de plus; que les vésicatoires m'avaient dérangé et resserré les organes. Quand je lui explique mon mal, il se met à rire, lui qui m'avait fait un mal affreux, qui m'avait mis hors d'état de dormir, de travailler. Je m'adresse à M. Bleynie; il m'ordonne des bains chauds. J'en prends pendant quatre mois; je m'aperçois que mon mal empire et que les bains chauds affaiblissent mes intestins. Je me plains à M. Bleynie, il me conseille des bains de rivière (il faisait alors très chaud). J'en prends et ils empirent ma fraîcheur d'une manière abominable. Ne sachant plus que faire, je vais à l'hôpital Saint-Louis consulter M. Biett; il me prescrit des bains de vapeur. J'en prends plus de trois cents de suite; mais il était trop tard, je n'éprouve aucun soulagement. J'avais les intestins si resserrés, que la transpiration ne pouvait plus se faire. M. Biett me conseille une tisane de coquelicots avec du miel. Je la continue trois mois, mais je reconnais qu'elle me donne une maladie de plus. M. Biett me conseille encore un vésicatoire; j'hésite longtemps... mais, me sentant mourir de souffrance, j'en applique un sur le ventre. Je m'aperçois qu'il me retire du corps un affreux mastic formé par cette affreuse tisane de coquelicots et de miel. Je me pose alors jusqu'à quarante vésicatoires sur le ventre. J'ai reconnu qu'ils m'ont desséché les organes et retiré le cuir charnu qui va du ventre à la tête, de manière que ça me tire la peau du visage, quand je me baisse, et ça me fait faire la grimace. Je n'ai pas pu continuer mon état de cocher, qui m'est contraire, parce qu'il m'expose à l'injure du temps, et que les secousses de la voiture me font mal aux intestins, vu qu'ils ne sont plus à leur place. D'ailleurs mon mal m'ôtant toutes les capacité, je ne puis plus mener; souvent je me suis perdu dans les rues de Paris, et les personnes que je conduisais m'indiquaient le chemin. J'ai voulu prendre l'état de marchand de vins, mais par rapport à ma fraîcheur, je ne pouvais rester dans les caves, ni mettre mes mains à l'eau. Souvent la nuit je pleurais à chaudes larmes, j'ai pensé que c'était ma fraîcheur qui concentrait dans ma tête l'humidité des caves. Enfin, depuis seize ans, par la faute des médecins, je suis dans la plus cruelle position. J'ai toujours vécu dans l'espoir de me guérir, mais je suis arrivé au point de ne plus pouvoir supporter la vie. »

« Tel est l'exposé que Bourgeois fait de ses souffrances, mais avec des longueurs, des répétitions que nous n'avons cru devoir reproduire. Cette idée fixe est si invétérée, tellement identifiée avec lui-même, qu'il l'exprime ioujours de la même manière. Dans ses écrits, faits en différents temps et lieux, on retrouve toujours les mêmes idées, les mêmes phrases, les mêmes mots.

« Notre premier soin a été de l'examiner, pour savoir s'il est réellement atteint de quelque affection interne; nous n'avons rien reconnu. Il est possible, il est même probable qu'il a éprouvé des douleurs du genre de celles qu'il décrit; mais il est certain qu'il n'existait pas de lésion grave; depuis seize ans, elle eût fait des progrès, et aujourd'hui, il ne serait plus possible de la méconnaître. Pour l'éprouver, nous lui avons administré quelques médicaments; il les prenait très exactement et avec satisfaction. Nous lui avons proposé des moxas, en lui exagérant la violence de la douleur produite par cette opération; il n'a pas reculé; il supporterait tout pour guérir sa fraîcheur.

« Si d'après les renseignements recueillis et les dépositions des témoins, on examine ses antécédents, on reconnaît dans son genre de vie, la suite, la conséquence du système qu'il s'est fait.

« Il vécut pendant huit ans en bonne intelligence avec sa femme, dont il a eu un enfant; mais lorsqu'elle finit par ne plus croire à ses maladies, à lui reprocher sa paresse, la brouille se mit dans le ménage, il la rendit malheureuse et elle le quitta. Depuis dix ans qu'il est séparé d'elle, il n'a eu de relation avec aucune autre femme. Il dit à ce sujet, que son mal, lui ôtant toutes ses capacités, le rend aussi impuissant avec les femmes. Cependant il les aime, et il sait qu'il leur plaît. Il s'aperçoit que, rien qu'en le voyant, les femmes conçoivent pour lui des sentiments d'amour ; mais lui, vu son impuissance, ne peut répondre à leurs désirs, ce qui, dit-il, lui met la rage dans le cœur.

« Nous pensons que cette préoccupation habituelle, que lui cause ce sentiment d'impuissance, devait ajouter à l'irritabilité de son caractère et à son animosité contre les médecins, auteurs de ses infirmités.

« Le loueur de voitures chez lequel il travaillait déclare qu'il était laborieux, fidèle dans ses comptes, et qu'il n'avait point de reproches à lui faire. Il était toujours triste, travaillait plusieurs jours assidûment, puis, tout à coup, se disait malade et disparaissait pendant trois semaines, un mois. Pendant ce temps, il gardait la chambre ; la portière déclare qu'il était souvent huit jours sans en sortir, et ne parlait jamais à personne ; elle n'a pas connu de locataire plus tranquille. Lui voyant toujours un air triste et souffrant, elle lui en a plusieurs fois demandé la cause ; il lui parlait alors de ses souffrances et du mal que les médecins lui avaient fait. Sa haine contre la médecine date de loin ; sa femme déclare qu'il y a douze ans, lorsqu'il n'avait encore reçu de soins que de M. Fiévé, il lui en voulait déjà au point de répéter à tout moment, « *Fiévé est un gueux, un scélérat, je le tuerai.* » Mêmes reproches, mêmes menaces contre M. Biett et d'autres médecins qui l'ont soigné. Sa haine rejaillit sur le corps entier. Dans un écrit qu'on a trouvé chez lui, on lit ces phrases : « *Pauvres malades, ne vous fiez jamais aux médecins ; ce sont des ignorants, des assassins qui ont le droit de tuer qui bon leur semble ; si vous allez leur dire qu'ils se sont trompés, ils vous rient au nez et vous traitent de fous. Dix ans de galères ne seraient pas trop pour les punir.* »

« C'est principalement sur M. Bleynie que s'est concentrée sa haine, parce qu'il lui a fait plus de mal que les autres. Il lui a ordonné, il y a douze ans, des bains de rivière pour une fraîcheur, voilà son crime. Bourgeois ne lui fait aucun autre reproche. Il y a dix ans, il le rencontre dans la rue, et à sa vue, il ne peut se contenir : « *Voyez*, lui crie-t-il, *dans quel état vous m'avez mis avec vos maudits bains de rivière !* » Il accompagne ces reproches d'injures, de gestes *menaçants*. M. Bleynie le croit ivre et il écrit à sa mère pour l'engager à surveiller son fils. Cette animosité, loin de s'affaiblir avec le temps, ne fait, au contraire, que s'accroître ; elle se convertit en un besoin de vengeance. Il y a trois ans, il achète un grand couteau-poignard que, lors de son arrestation, on a retrouvé chez lui, neuf et n'ayant pas servi.

« Pour quel usage avait-il acheté ce poignard ? « C'est, répondit-il froidement, pour tuer M. Bleynie ; *mais je ne me suis pas senti le courage de le tuer avec un couteau ; j'ai pensé que des pistolets valaient mieux.* » Après trois mois d'hésitation, il se décide enfin à acheter ces pistolets, six semaines avant le jour où il en fit usage. Il ajuste, il essaye ces armes ; les balles ne lui paraissent pas convenables, il en fond de nouvelles. Lorsque sa main s'essaye au poignard, lorsqu'elle charge les pistolets, sa conscience ne lui reproche rien ; il croit même se préparer à une bonne action. Dans ce même écrit trouvé chez lui, on lit cette phrase : « *C'est un coup du ciel que je ne sois pas encore mort de la main des médecins, j'étais réservé pour découvrir leurs crimes et les punir.* »

« Dans les différents temps de cette tentative d'homicide, on le voit agir sous l'influence de cette même idée fixe. Il en veut aux médecins, mais à eux seuls. Il guette M. Bleynie, l'attend sous sa porte cochère, il est à ses côtés, lorsqu'il descend de cabriolet. Pourquoi, lui demande-t-on, ne l'avez-vous pas frappé à ce moment? « *C'est*, répond-il, *parce que j'avais peur de blesser son domestique.* »

Lorsque M. Bleynie lutte avec lui, que les voisins accourent, que les gardes l'arrêtent, et que le commissaire de police l'interroge, même détermination, même langage. Il ne simule rien, il ne s'excuse pas; il n'exprime qu'un regret, c'est d'avoir manqué son coup, il va même jusqu'à dire qu'il recommencerait s'il était en liberté.

« Aujourd'hui il ne tient plus le même langage. Lorsqu'on lui demande s'il en veut toujours à M. Bleynie, et ce qu'il ferait s'il le rencontrait, il répond : « *Il n'est pas mort, tant mieux pour lui; pour moi, je me suis vengé, je suis satisfait. Je le rencontrerais, je lui tendrais la main.* »

« Est-il réellement de bonne foi? nous en doutons; il sent déjà dans la prison, toute l'horreur de sa position. Il prévoit son avenir, et par apparence de repentir et de retour à des sentiments meilleurs, il croit pouvoir inspirer de l'intérêt et améliorer son sort.

« *Conclusions.* — Tous les faits qui précèdent nous ont pleinement convaincu :

« 1° Que Bourgeois est atteint de cette espèce d'aliénation mentale qu'on appelle hypocondrie avec *manie homicide* et qu'il n'a agi, dans l'acte auquel il s'est porté sur la personne de M. Bleynie, qu'en obéissant à l'impulsion d'un véritable délire partiel;

« 2°. Que cette affection mentale, remontant à une époque fort ancienne, et étant devenue éminemment chronique, résistera probablement à tous les moyens de traitement;

« 3° Qu'il est à craindre que ce monomaniaque, qui a nourri pendant tant d'années des projets de meurtre, ne continue, pendant le reste de sa vie, à ressentir l'impulsion d'une folie homicide, et que l'on doit se tenir d'autant plus en garde contre les conséquences de cette aliénation, qu'elle n'exclut pas la faculté d'associer des idées et de simuler un retour à des sentiments de regret, pour mieux en inspirer aux personnes qui seraient appelées à lui donner des soins;

« 4° Qu'on ne saurait prendre trop de précautions pour prémunir la société contre les dangers auxquels l'expose cette fatale monomanie, et qu'il est nécessaire d'enfermer Bourgeois dans un hospice d'aliénés, avec cette condition que, sous aucun prétexte, il ne sera permis de le remettre en liberté.

« *Signé :* Dʳˢ West, Ollivier (d'Angers) et Jacquemin. »

Cette observation nous donne le type d'un hypocondriaque persécuteur que nous pouvons ranger à côté des persécuteurs raisonnants, dans la grande famille des dégénérés.

Nous citerons rapidement, ici, l'histoire d'un malade qui vient d'entrer dans le service. De..., est hypocondriaque depuis douze ans; mécontent d'un premier médecin il est allé chez un second qui l'a soigné depuis une dizaine d'années. Il est persuadé que ce médecin lui donne tantôt des médicaments qui le guérissent, tantôt d'autres médicaments qui l'empoisonnent, et lorsque sa maladie arrive à certaines périodes d'exaltation, il envoie à son médecin des lettres de menaces ou va faire du tapage à sa consultation. Le malheureux médecin n'ose plus sortir sans arme. Depuis six mois le délire de ce malade change, il se croit persécuté, interprète tout ce qui lui arrive dans ce sens et pense que le médecin qu'il a menacé se venge et dirige une société dont les membres lui causent tous ses ennuis ; il n'ose plus sortir depuis cinq mois. Dans le service il est calme et persuadé qu'avec le temps il éliminera tous les poisons qu'il a absorbés et guérira ; il n'a pas une maladie que nous puissions soigner. De simple hypocondriaque qu'il était il a été persécuteur, devient maintenant persécuté et pourrait bien redevenir persécuteur et très dangereux.

L'examen de nos observations nous a bien montré la variété dans les causes, dans la marche, dans la durée et dans les complications mêmes du délire hypocondriaque chez les dégénérés. Si nous nous rappelons maintenant la forme délirante, nous la voyons également variable, les uns restent pendant longtemps dans les limites du raisonnable, tandis que les autres arrivent rapidement à un délire absurde. L'un dit que son œsophage est collé (Obs. XI) et refuse de manger, il voit ses jambes, ses dents diminuer, etc.

Une autre (Obs. XIII) trouve que son corps est changé, elle n'a pas d'os, pas de mains, ses yeux ne tournent pas, etc.

Un troisième (Obs. XVII) n'a plus de pouls, son estomac est cassé, son larynx, sa trachée, ses carotides ne sont plus en place, etc.

La plupart d'entre eux, en dehors de leur délire sont capables de raisonnement, d'intelligence, ce n'est absolument que lorsque l'on touche l'objet de leurs préoccupations que l'on se butte contre une idée fixe. Je ne trouve pas de mot plus expressif.

III

Hypocondrie chez les déments.

La paralysie générale donne à l'hypocondrie une allure assez caractéristique pour mériter une étude spéciale; nous en ferons l'objet de notre premier chapitre.

L'hypocondrie est encore fréquente dans les autres formes de démence, mais ne nous semble pas prendre de cachet assez spécial à chacune d'elles pour que nous les étudions séparément.

Nous nous contenterons donc d'étudier en bloc nos différentes observations de déments hypocondriaques dans un second chapitre.

A. Hypocondrie dans la paralysie générale. — Les rapports de la folie avec la paralysie générale sont depuis longtemps un sujet de discussion, mais la plupart des auteurs s'entendent actuellement pour trouver dans la paralysie générale un fonds commun de démence sur lequel se greffent plus ou moins des idées délirantes.

Cette démence, si caractéristique quand elle est avancée, offre au début des nuances assez délicates qui demandent un œil exercé pour être reconnues. Les éléments essentiels de cette démence sont de deux ordres : troubles moteurs et troubles intellectuels; nous allons surtout insister sur la forme qu'ils ont au début de la paralysie générale.

Parmi les troubles moteurs nous citerons les principaux; celui de la parole d'abord : il consiste en une légère hésitation, un accroc, une sorte d'arrêt dans la prononciation d'une syllabe et particulièrement des syllabes labiales; il est quelquefois nécessaire d'intimider ou d'exciter le malade pour observer ce phénomène. Plus tard l'incoordination s'accentue, le malade répète la même syllabe ou entremêle deux syllabes voisines; à un degré plus avancé il bredouille et peu à peu la parole devient tout à fait inintelligible.

Nous n'insisterons pas sur les troubles moteurs des membres, souvent ils passent inaperçus au début. Nous dirons simplement que le malade devient moins sûr dans ses mouvements et s'en aperçoit d'autant mieux que son travail manuel exige plus de précision. Nous ferons de même pour les troubles des muscles de la vie organique, des sphincters, par exemple, troubles assez rares à cette période. Un autre symptôme qui est loin d'être pathognomonique mais qui devient d'un grand secours quand il est associé aux autres est l'inégalité pupillaire.

Les troubles intellectuels constants et qui dans certains cas peuvent être les seuls signes de la paralysie générale, consistent en un affaiblissement en bloc de toutes les facultés psychiques : de la mémoire, de l'intelligence, des sentiments affectifs et moraux. Là logique, le jugement, la conscience s'émoussent rapidement, et le paralytique s'isolant pour ainsi dire au milieu *des siens, au milieu de ses sensations même, arrive à un état de quiétude intellectuelle telle qu'il est content, heureux, satisfait, commettant les actes les plus baroques, les plus enfantins sans* en avoir une conscience bien exacte.

De la diminution de la mémoire et de l'illogisme propres aux *paralytiques généraux naît une propension facile à la mobilité et à l'exagération. Aussi lorsque nous le voyons triste, nous le voyons très triste ; lorsque nous le voyons gai, satisfait, nous le voyons* très satisfait, ambitieux sans limites et étant donnée son inconscience il raconte « avec un aplomb de paralytique » les histoires les plus extraordinaires.

Les paralytiques arrivent alors à délirer d'une façon extravagante, mais toujours caractérisée par le fond de démence qui les distingue.

Parmi ces formes délirantes il en est deux sur lesquelles les auteurs ont justement attiré l'attention ; ce sont : la forme ambitieuse qu'à si bien étudiée Bayle et la forme hypocondriaque dont l'importance a été démontrée à si juste titre par M. Baillarger.

D'ailleurs ces deux formes semblent bien être *à priori* le résultat de la propension qu'a le paralytique à ne s'occuper que du moi.

Nous allons étudier rapidement cette dernière forme. Nous ne nous appesantirons pas sur la recherche des causes des états dépressif et expansif dans la paralysie générale ; nous croyons que

s'il est des cas extrêmes dans lesquels la couleur du délire correspond à une disposition organique, il est bien des cas intermédiaires où la mobilité, le mélange des idées dépressives et expansives sont tellement marqués qu'ils nous paraissent plutôt résulter
du jeu inconscient de l'imagination du malade que d'un véritable
processus organique; le paralytique nous semble souvent rêver
tout haut et croire à son rêve.

Dans toutes les observations de paralytiques hypocondriaques
que nous avons réunies, nous avons toujours constaté les signes
essentiels de la paralysie générale : affaiblissement intellectuel
caractéristique, hésitation de la parole, inégalité pupillaire, et le
délire hypocondriaque n'a eu réellement de valeur diagnostique
que par le terrain même sur lequel il se développait.

Le plus souvent les idées hypocondriaques ont montré une
mobilité, une absurdité, une incohérence qui devraient attirer
l'attention vers la paralysie générale, mais si nous nous rappelons la forme délirante de certains dégénérés nous nous assurons
*que si nous ne nous étions basés que sur ce délire nous aurions
plus d'une fois pu commettre de grosses erreurs.*

Le délire hypocondriaque donc est un symptôme très fréquent de
de la paralysie générale, mais n'en est qu'un symptôme et ne peut
à lui seul que mettre l'attention du médecin en éveil.

Nos quatre premières observations nous donnent des exemples
d'hypocondriaques purs.

OBSERVATION XIX (personnelle)

Paralysie générale, troubles de la sensibilité générale, préoccupations hypocondriaques.

Le malade V...., âgé de 56 ans, entre à l'asile le 12 février 1888.
Il est atteint de paralysie générale : affaiblissement des facultés avec
incohérence, inégalité pupillaire, hésitation de la parole.

Au moment où le médecin s'approche de lui pour examiner sa pupille, il s'écrie : « Ne m'approchez pas, elle est cassée, elle a eu tant
de mal qu'elle s'est cassée, elle est dessoudée ici, » et il montre le côté
droit de la tête, impossible de lui faire comprendre qu'il n'y a rien, Le
soir il me dit : « C'est fini ma belle carrière, je n'ai plus de tête maintenant, on dirait une tête de gosse, à la première secousse elle roulerait comme rien, elle est fêlée, elle est fendue, il n'y a que les parties
épaisses qui ont résisté. »

Les renseignements nous apprennent qu'il est malade depuis huit
à dix mois, il perdait la mémoire, il n'avait plus aucune adresse au

travail, se plaignait généralement de grands maux de tête, de crampes dans les jambes.

En octobre, léger ictus depuis lequel il a la parole embarrassée. Nouvel ictus au commencement de février avec engourdissement dans le bras gauche.

Comme cause possible les excès de boisson.

Cette observation nous montre quelle peut être l'hyponcondrie au début de la paralysie générale; il est probable que ce malade voulant exprimer des maux de tête qu'il a eu réellement, exagère tellement ses expressions qu'il arrive à un véritable délire. Le malade Do... (Obs. XX) nous offre un mélange de cette simple exagération dans les termes, quand il dit qu'il a les mains cassées alors qu'elles portent simplement de toutes petites plaies et d'une exagération encore plus grande lorsqu'il nous montre le bras qu'il dit paralysé.

OBSERVATION XX (PERSONNELLE)

Paralysie générale, préoccupations hypocondriaques.

Le malade D..., âgé de 35 ans, garçon d'hôtel jusqu'à vingt ans, est fort de la halle depuis son congé. Il est malade depuis une dizaine de mois, il ne sait plus ce qu'il fait, perd la mémoire, devient d'une faiblesse musculaire telle qu'on a dû le renvoyer de son travail.

Depuis ce temps il est chez sa sœur à ne rien faire, perdant de plus en plus la tête; la sœur qui me donne ces renseignements a très bien remarqué que sa langue s'embarrassait de plus en plus.

Il fut arrêté sur la voie publique, ne sachant plus où il se trouvait. A son arrivée dans le service le 20 janvier 1888, D... montra une indifférence absolue et une apathie complète; l'hésitation très marquée de sa parole, son inégalité pupillaire, la démence caractéristique ne laissent pas hésiter un seul instant... D... est un paralytique général.

« Je vais très bien », dit-il, avec un accent traînard; et quelques instants après : « J'ai les mains cassées », et il nous montre quelques égratignures qu'il a sur les doigts. A partir de ce moment, D... est plus souvent assis dans son quartier avec la même indifférence, il faut l'exciter pour avoir une réponse, c'est ainsi qu'un des jours suivants il me dit : « Je suis paralysé, je vais bien mal », et il nous montre son bras prétendu paralysé; deux jours après il était très content de sa personne et de sa santé.

D... fut transféré le 10 février à l'asile de Villejuif.

(Comme cause de la paralysie générale de ce malade nous n'avons trouvé que de fréquents excès alcooliques.)

Les deux observations suivantes donneront une idée du délire à une période plus avancée de la maladie.

OBSERVATION XXI (PERSONNELLE)

Paralysie générale, troubles de la sensibilité générale, préoccupations hypocondriaques.

La malade H..., âgée de 47 ans, entre à l'asile le 6 décembre 1887, elle est atteinte de paralysie générale caractérisée par un affaiblissement musculaire, du tremblement des mains, de la langue, l'hésitation de la parole, ses pupilles resserrées et inégales, son affaiblissement intellectuel très net. Elle est malade depuis environ un an. Le début de sa maladie, d'après les renseignements de son mari, a été marqué par des idées de grandeurs, des dépenses exagérées et l'affaiblissement progressif de son intelligence et de sa mémoire, donnant lieu à toute espèce de négligences et d'oublis.

Elle est hypocondriaque depuis une quinzaine de jours. « J'ai la gorge resserrée, je ne puis plus manger, disait-elle à son mari ; tiens, regarde, je ne puis plus y mettre une petite cuiller, » et elle mettait la cuiller dans la bouche toute grande ouverte. Elle fut ainsi quelques jours sans manger. Quelques jours avant son entrée ayant pris un potage, elle dit qu'il lui brûlait l'estomac et l'intestin ; quelques minutes après, la brûlure était dans les jambes. Enfin, dit son mari à certains moments, cette tendance hypocondriaque se généralisait et elle voulait que son mari fût malade.

8 décembre. — Elle ouvre une grande bouche et nous dit qu'elle ne peut pas y mettre le doigt.

9 décembre. — Elle est très bien, elle a bien dormi, elle est contente.

13 décembre. — Elle est triste : « J'ai mal au bras, j'ai des douleurs, ne me touchez pas la tête, j'ai trop mal. Regardez ma langue, c'est bouché. »

On lui fait boire du lait, elle résiste de toutes ses forces et s'affaisse comme si elle se trouvait mal ; on la relève, elle dit qu'elle n'y voit plus clair et nous regarde en le disant.

14 décembre. — Elle est très bien, elle veut partir.

15 décembre. — Accès de désespoir après le déjeuner, il faut lui ouvrir le ventre et en retirer la soupe, c'est du lait qu'il lui fallait, il faut aller chercher le docteur. Le lendemain elle est forte, mange bien et à mon approche me dit souriante : « Regardez quel beau lit, etc. »

OBSERVATION XXII (PERSONNELLE)

Paralysie générale, délire hypocondriaque.

B..., journalier, âgé de 36 ans, entre dans le service le 6 octobre 1887. Son affaiblissement intellectuel, l'hésitation caractéristique de sa parole, son inégalité pupillaire, permettent immédiatement le diagnostic : paralysie générale. Il est légèrement excité, confusément persécuté, on lui a fait, dit-il, boire des choses pour le rendre fou.

Il fut transféré le jour même à Villejuif, où mon ami M. Arnaud, interne du service de M. Vallon, continue son observation.

13 octobre. — Le malade est très agité, il se désole parce qu'il prétend ne pas pouvoir uriner, il tire constamment sur sa verge en poussant des gémissements.

14 octobre. — Il est très malheureux, ses oreilles sont en papier, elles vont tomber demain.

16 octobre. — B... est toujours mélancolique, gémit en disant que son sang s'écoule sur son cou et il montre du doigt des traces de sang imaginaires. Refus d'aliments.

19 octobre. — B... n'a plus de nez, n'a plus de langue et, pour le prouver, tire à deux mains sur sa langue, qu'il tient constamment hors la bouche; il paraît navré et pousse des hurlements plaintifs. A partir de ce jour B..., nourri à la sonde, s'affaiblit de plus en plus et meurt le 25 octobre.

A l'autopsie, on trouve les lésions ordinaires de paralysie générale.

Nous ajouterons à cela que l'hypocondrie dans la paralysie générale peut quelquefois conduire au suicide.

Nous en avons un exemple sous les yeux dans le malade Br..., ouvrier tailleur, dont l'affaiblissement mental s'accompagna très rapidement de sensations de froid et de fourmillements dans les doigts. Il ne pouvait plus travailler, croyait perdre ses doigts et de désespoir voulait mourir. Le jour de son entrée à l'asile, après une journée assez calme, il déchire ses draps et veut s'étrangler avec un des lambeaux, on arrive à temps pour l'arrêter, il n'en résulta que de fortes ecchymoses sous-conjonctivales.

Le lendemain il en avait un souvenir confus et quelques jours après se trouvait très bien.

Actuellement il est très puissant, très riche, très satisfait de sa personne et ne veut plus être malade, il a une forte conjonctivite et dit que cela n'est rien, il se soigne avec sa salive.

A ces observations où les préoccupations hypocondriaques sont, au moins pendant quelques jours, les seules idées délirantes du malade, nous croyons intéressant d'ajouter quelques cas où ces idées se mêlent plus ou moins intimement tantôt à des idées de persécution (XXIII et XXIV), tantôt à des idées ambitieuses (XXV et XXVI), tantôt à des idées ambitieuses et à des idées de persécution (XXVII).

OBSERVATION XXIII (personnelle)

Paralysie générale, préoccupations hypocondriaques, idées de persécution.

Le malade Pi..., âgé de 37 ans, arrive à l'asile le 10 janvier 1888, son certificat d'entrée note qu'il s'est rendu au poste pour se plaindre d'un empoisonnement imaginaire causé par un pharmacien qu'il ne connaît pas. Sa paralysie générale est nettement caractérisée par un affaiblissement intellectuel, la faiblesse musculaire, l'inégalité pupillaire et l'hésitation de la parole. Le 13 janvier, il nous dit qu'on lui a enlevé ses facultés, il n'est ni homme ni femme et cependant il nous montre ses testicules en disant : « On dirait du chiffon. »

Il nous raconte que c'est Mᵐᵉ T... qui l'a mis dans cet état (il lui en fallait toute la journée). Quelques minutes après, il dit qu'il y avait toujours des hommes dans l'escalier, quand l'un descendait l'autre montait, etc. Il nous montre ses jambes en disant : « Le plus mauvais c'est ça, tandis qu'autrefois elles étaient très grosses. » Il a toujours le bout du nez retroussé, il n'a pas de fesses, pas plus gros que ça ! A part ça une très bonne santé. Il mange bien, c'est incroyable, on est très bien ici ; quelques instants après : « Jamais je ne me relèverai, je suis trop bas, je ne me tiens plus sur mes jambes, » et il marche très gaillardement.

Les renseignements donnés par son oncle et Mᵐᵉ T... disent qu'il est malade depuis trois ans environ ; il est généralement content de lui, il a eu des maux de tête violents, plusieurs ictus légers avec paralysie passagère dans le bras et la jambe gauche.

Depuis dix-huit mois environ il ne fait plus rien, reste presque toute la journée affaissé sur sa chaise, tantôt excité disant que cela va très bien, tantôt déprimé avec idées de persécution ou idées hypocondriaques.

Comme cause probable de sa maladie, nous relatons une syphilis ancienne et des excès alcooliques (ses excès génésiques sont un pur roman).

OBSERVATION XXIV (PERSONNELLE)

Paralysie générale, préoccupations hypocondriaques et idées de persécution.

Le malade C... entre à l'asile le 7 février 1888. Son état mental affaibli, l'incohérence de son langage, sa faiblesse musculaire généralisée, l'hésitation de sa parole, l'inégalité pupillaire montrent clairement que C... est paralytique général. Son larynx n'est plus à sa place, l'eau de Raspail l'a arrangé un peu et lui a remis les fibres en place.

8 février. — « Ça va un peu mieux, je viens de prendre un bain, me dit-il, j'ai été malade, j'ai eu l'estomac enfoncé, j'ai eu la gorge de travers. »

Il me raconte que pour manger il s'était fait un petit tube avec un entonnoir en bois dans lequel il versait : « Je vais mettre un tube de plus en plus gros de façon à y passer un morceau de viande, le morceau avait l'air de passer mais il ne descendait pas, il fallait pour le faire descendre une goutte de vin. » Il raconte encore qu'il avait à l'estomac une grosse boule d'eau, puis c'est descendu dans les jambes : « J'avais les mollets gros comme ce panier, mon pantalon était comme un pantalon de zouave. » Il a envie de mettre un renfort composé de barres de fer et de bancs de bois pour se soutenir les reins.

10 février. — Il va faire un ressort pour tenir son estomac, quand une bouchée est trop grosse elle ne peut pas passer plus loin que l'estomac, elle remonte et il la coupe en petits morceaux pour qu'elle passe. (L'observation attentive du malade montre qu'il mange bien et digère bien.)

Il y a trois ou quatre mois il a été en léthargie pendant quelques jours, quand il est revenu à lui, il était entouré de roses, on voulait l'enterrer, il s'est levé brusquement et s'est sauvé, lorsqu'il est rentré chez lui il n'y avait plus rien. Il me raconte enfin qu'on le faisait dormir quarante-huit heurs avec des poudres, que son lait était empoisonné par Henri.

Voici les renseignements fournis par le patron chez lequel il était depuis dix ans.

C... était d'un caractère très pacifique, bon enfant mais peu communicatif. Ouvrier très ordinaire, il a toujours cherché à faire des inventions, à combiner et n'a jamais rien trouvé. Il était très sobre. On s'est aperçu de sa maladie depuis deux à trois ans, il avait d'abord la manie des persécutions, ses camarades lui faisaient des niches, ses voisins lui jetaient de la poudre dans les yeux pour l'empêcher de s'éveiller, on faisait du bruit pour l'empêcher de dormir, on bouchait ses fenêtres.

Il dit un jour qu'on était entré chez lui et qu'on avait cherché à l'étouffer. Tous les jours enfin il racontait à ses camarades une nouvelle histoire, soit un roman de persécutions, soit un roman hypocondriaque.

Il perdait et retrouvait sa clef croyant qu'on la lui avait volée. Il arrivait à l'atelier à toute heure du jour et plusieurs fois il avait la poche de son tablier bourrée de ses petits meubles, tels que réveille-matin, verre de lampe, livret, etc. Il prenait ces précautions pour qu'on ne le vole pas. Comme réaction à ce délire de persécutions, il déménageait tous les semestres, il portait un revolver.

Quant à ses vomissements, ses jambes enflées, son tube avec entonnoir, sa léthargie, il n'en fut jamais question. D'ailleurs pendant les quelques jours qu'il passe à l'asile, je lui donne tout ce qu'il lui faut, pour son tube et son entonnoir dont il parle constamment, il n'en fait rien. Transféré à l'asile de Vaucluse le 11 février.

OBSERVATION XXV (PERSONNELLE)

Paralysie générale, préoccupations hypocondriaques et idées ambitieuses.

Le malade A..., âgé de 52 ans, entre à l'asile le 31 décembre 1884. Antécédents héréditaires : Père mort vieux, était buveur, ivrogne, méchant, cachotier. Mère morte en couches. Ses frères et sœurs sont complètement débiles, incultes, violents, peu communicatifs plutôt par absence d'idées que pour une autre cause. Antécédents personnels : Culture intellectuelle nulle, ne sait ni lire ni écrire, croyait fermement à la bonne aventure qu'il se faisait dire souvent. Il était très méchant, très vif, battant sa femme à la tuer et le regrettant après. Entrepreneur de maçonnerie, il buvait toute la journée avec les ouvriers. Séparé de sa femme en 1867, il vivait avec sa fille et dans les dernières années préoccupé par l'idée fixe d'empêcher sa fille de se marier, il l'a torturée jusqu'à ce jour en la poursuivant de ses refus. Depuis deux ans ses colères, ses méchancetés deviennent tellement fréquentes que la vie n'était plus tenable avec lui, sa fille l'a quitté il y a onze mois. Depuis plus d'un an son affaiblissement intellectuel avance rapidement, il devient complètement étranger à ses occupations, perd la mémoire, devient incohérent dans ses actes et dans ses paroles. A son arrivée à l'asile, son apathie, son indifférence, sa conscience incomplète de sa situation et les signes somatiques, tels que l'embarras de la parole, l'inégalité pupillaire, permettent d'emblée le diagnostic paralysie générale.

On lui a bouché les entrailles, dit-il, et quand le tube digestif a été plein il a étouffé ; on l'a fait sécher et il ne s'est réveillé que trois semaines après, il ne se reconnaissait plus tant il était sec. Il se mit à crier : « Vive la France ! » Le médecin dit : nous n'avons jamais vu une cervelle pareille, aussi remarquable ; on l'endormit de nouveau, pendant son sommeil on lui enleva la cervelle et on l'a placée dans un autre corps qui n'est autre que la statue de la République. C'est ainsi que les médecins ont trouvé le moyen d'animer les corps inertes avec la cervelle des autres hommes. C'est une découverte importante. On a choisi sa cervelle parce qu'il avait des idées larges, de grandes et nobles idées ; il a demandé 15 milliards pour cette opération. Avec cet argent il va donner de l'ouvrage aux ouvriers sans travail et il va faire construire des cités ouvrières et supprimera les impôts. Il ne mettra pas plus de 300 députés à la Chambre et de 300,000 hommes dans l'armée ; les peuples de la terre ne paieront plus d'impôts, l'Eglise sera séparée de l'Etat ; il va construire des hospices. Plus de guerres ; il va écrire aux autres souverains pour les avertir que nous sommes en République et qu'il garde l'armée simplement pour faire la police intérieure, lui-même est le maître absolu et président de la République. Dans les quelques jours qui suivent il continue à avoir des idées hypocondriaques mêlées d'idées ambitieuses, entre autres :

Nous l'avons endormi pour lui allonger les jambes de 10 centimètres ; depuis ce temps il a le corps plein de vents, son corps à deux mètres de haut ; il est bel homme, bien pris, bien découpé...

Il voit à trente lieues à la ronde, il peut voir marcher une mouche sur le toit.

Il a une nouvelle fille que nous avons fabriquée avec ses os, ses muscles et sa langue et avec le cerveau d'une autre fille, puisque le sien est dans la statue de la République.

En 1885, son état mental s'affaisse considérablement, ses idées et ses actes deviennent de plus en plus incohérents ; il a des hallucinations de la vue et de l'ouïe, de temps en temps on note des secousses convulsives dans les membres ; il est appuyé contre un mur, les poings fermés et les bras pendants contre le corps sont assez violemment agités ; il est sujet à des accès d'agitation pendant lesquels il frappe, dit des grossièretés, etc.

On note un hématome de l'oreille gauche en mars 1885, un second hématome de la même oreille en avril ; c'est la clef du paradis, dit-il. Dans le cours de 1886 son état mental s'affaiblit rapidement et depuis 1887, époque à laquelle nous le voyons, il est presque constamment assis sur sa chaise, incapable de remuer, de parler, ses membres sont à chaque instant mus de secousses convulsives prédominant dans le bras gauche. Il mange bien, dort bien et sa satisfaction est complète.

OBSERVATION XXVI (personnelle)

Paralysie générale, idées ambitieuses et préoccupations hypocondriaques.

Le malade B..., âge de 38 ans, entre à l'asile le 16 juin 1888. La paralysie générale n'est pas douteuse.

Antécédents : La mère a eu des attaques de nerfs, son mari a dû la quitter parce qu'elle le trompait. Le père semble normal.

Quatre frères et sœurs sont morts jeunes avec convulsions.

Le malade, très intelligent, très actif, a toujours été joueur, ambitieux ; il s'est amusé beaucoup. Son père croit qu'il a eu la syphilis, le malade n'en porte aucune trace.

Il est voyageur de commerce ; depuis son retour d'Amérique (décembre 1887) ; il est tout drôle, très excitable, fait moins d'affaires, et dépense plus d'argent ; son délire a éclaté il y a huit jours.

Il se croit très riche, ordonne à sa femme d'aller toucher de l'argent, et n'en parle plus dix minutes après. Il est méchant, bat sa femme et ses enfants.

A son arrivée, son délire est très actif ; il raconte sans interruption qu'il a reçu des coups de revolver en Amérique, il en montre la place sur sa cuisse ; il n'y a rien du tout. Il est très malade, il a un commencement de chancre ; il faut lui donner quelque chose pour le vomito.

Il parle ensuite de ses milliards, des millions de moutons qu'il a en Amérique, etc. Le lendemain, à la visite, il se présente en tremblant de tous ses membres. « Ah ! je suis bien malade, dit-il, donnez-moi quelque chose, ce sont des fièvres sénégaliennes... Soutenez-moi, soutenez-moi, » il fait mine de tomber et se laisse choir en effet sur le banc en pleurant à chaudes larmes. Il se relève tout à coup pour nous dire son nom et sa profession et me suit au cabinet du médecin ; arrivé là, il recommence la même scène et dit d'un air effrayé, « c'est la fièvre jaune, on meurt en deux heures ; donnez-moi quelque chose, j'ai mal dans la bouche, je ne sais pas s'ils m'ont plombé les dents, » et pendant plus d'une demi-heure, il me raconte ses rêves ambitieux interrompus de cris de douleur, de frissons dont il se remet aussitôt.

Parmi ses rêves ambitieux, je ne citerai que les suivants :

Son père est mort à 147 ans, il était le dernier soldat de Napoléon Ier ; lui-même a été général en 1870 et ministre deux ans après ; il a 47 blessures et 57 campagnes. A Mexico il a reçu 400 balles, un obus en plein ventre, il a été recousu en argent. Je lui demande de voir son ventre, il me répond qu'on ne voit rien parce que les plaques d'argent sont recouvertes de peau, etc.

Je n'insiste pas plus longtemps sur la description de ses idées alternativement hypocondriaques et ambitieuses qui dépassent tout ce que l'imagination peut rêver.

OBSERVATION XXVII (PERSONNELLE)

Paralysie générale, préoccupations hypocondriaques, idées de persécution et idées ambitieuses.

Le malade Or..., âgé de 52 ans, entre à l'asile le 8 mai 1888 ; il est à demi-hébété, loquace et extravagant par instants. Ne présente pas d'hésitation appréciable de la parole. Son délire est un mélange d'idées ambitieuses et de préoccupations hyponcondriaques ; il débite rapidement les idées suivantes : « Il va se marier avec une jeune fille qui lui apporte un demi-million, il est négociant de premier ordre, il n'a pas mangé depuis dix-huit jours, il a en ce moment la fièvre typhoïde, il a 3 millions de fortune, plusieurs usines ; il finit en disant qu'il gagnait 200 francs par mois.

Il va se marier, M. Grévy conduira la mariée ; il est député, ami de Wilson, et le jour même il écrit à son gendre la lettre suivante :

« Mon cher Edouard, arrive au plus vite, viens me chercher immédiatement à la Préfecture de police où je suis en prison depuis vingt jours, je n'ai pu m'expliquer mon arrestation, je n'ai fait de mal à personne ; depuis cette époque, je suis dans les souffrances les plus atroces ; depuis vingt jours je n'ai pas pris d'aliments, je suis atteint d'une fièvre typhoïde des plus dangereuses ; dis à ces dames que si elles désirent me voir elles viennent au plus vite, je n'ai plus que deux jours à vivre d'après la déclaration du médecin. Depuis vingt jours, je ressens les plus affreuses souffrances — deux employés de la préfecture m'ont broyé les membres ! Jugez du reste. Ils me flagellaient tous les jours à coups de pied et de gourdin. Jugez du reste ! Allez au plus vite chez le commissaire de Jo..., je veux intenter un procès de brigand à l'assassin de préfet pour : 1° n'avoir eu plus soin de moi ; 2° pour, par lui ou ses employés, m'avoir volé 500,000 francs que j'avais dans mon portefeuille qu'un ami m'avait procuré ; dites au commissaire qu'il m'oblige de venir avec vous, les moments sont pressants, je désire lui faire rédiger un procès-verbal contre le malotru préfet, venez vite, les moments sont pressants ; amène ces dames.

« Or... »

Les renseignements que nous donne le gendre nous apprennent que son beau-père ne fait plus rien depuis 1885, et qu'il reste tranquillement à sa charge depuis cette époque ; sa maladie s'accentue ; depuis six mois, l'affaiblissement de la mémoire devient très net, son déraisonnement complet. On ne remarque pas d'embarras de la parole, mais continuellement il mâchonne. — Il devient très gourmand toujours content de lui, il veut faire des entreprises extravagantes ; depuis deux mois environ il a envoyé plus de 200 lettres au président de la République, aux ministres, etc. Partout où il passe il fait des commandes extraordinaires.

Le malade reste dans le service une quinzaine de jours ; le diagnostic, paralysie générale, se confirme à mesure que l'excitation diminue.

Ces exemples, à notre avis, suffisent à démontrer la non spécificité du délire hypocondriaque dans la paralysie générale et le mélange fréquent des idées délirantes dans cette maladie.

Les observations suivantes nous montrent des paralytiques dont les idées hypocondriaques, contrairement à ce qui se passe généralement, prennent une certaine fixité qui nous a étonné tout d'abord.

OBSERVATION XXVIII (personnelle)

Paralysie générale, idée fixe de nature hypocondriaque.

La malade Th... entre à l'asile le 16 décembre 1887, âgée de 36 ans ; elle est faible ; ses idées hypocondriaques et de persécution sans cohérence, son état mental, l'hésitation nette de sa parole, l'inégalité pupillaire annoncent immédiatement la paralysie générale.

Les renseignements que donnent le mari de la malade indiquent que longtemps elle a été une ouvrière très douce, très régulière, ne se faisant remarquer par aucune bizarrerie. Depuis plus de douze ans dit-il, elle a un seul défaut, celui de se plaindre continuellement, et il joint à ces renseignements un certificat du Dr Martin, daté de mai 1875, certificat dont voici les points principaux : « Névropathie caractérisée par des douleurs névralgiques dans tout le côté gauche de la poitrine, douleurs gastralgiques avec gonflement et accès de suffocation qui depuis 2 mois reviennent tous les jours à la même heure, la respiration est prise dans les deux poumons, les battements et les bruits du cœur sont normaux. » Elle est ainsi la même depuis douze ans, sans faiblesse intellectuelle, faisant régulièrement son ouvrage et son ménage.

Son mari a l'air de l'aimer beaucoup. Depuis plus de six mois, dit-il, elle change, perd la mémoire, ne sait plus rien faire, elle use du gaz à tort et à travers, elle revient de ses commissions sans monnaie, sort presque nue, son état mental, en un mot, s'affaiblit rapidement. Sa maladie et de vieux souvenirs deviennent le seul sujet de sa conversation ; elle répète toujours qu'elle est faible, qu'elle a des douleurs dans le côté, souvent raconte que sa mère, quand elle était jeune, l'a jetée dans un puits et lui a cassé un bras, et elle montre la place de la fracture en pleurnichant. Telle que nous l'a décrite son mari, elle reste dans le service, apathique, immobile sur sa chaise, sans initiative ; il faut l'exciter pour la faire parler et alors elle répète en prenant un air de circonstance « ce sont ces maudites douleurs, de bien grandes douleurs, » ou bien encore elle parle de sa fracture, et quelques instants après il lui arrive de raconter, en souriant, qu'elle a de belles boucles d'oreilles, que son mari est venu avec elle cette nuit dans le lit, qu'il va la conduire en voiture, etc. » Elle reste la même, assise ou couchée dans les derniers temps ; ses fonctions sont régulières, mais cependont elle s'affaiblit considérablement. Transférée dans le service de M. Bouchereau au mois de mars 1888, elle ne tarde pas à y mourir.

OBSERVATION XXIX (PERSONNELLE)

Paralysie générale, préoccupations hypocondriaques.

Le malade Ch..., âgé de 33 ans, entré à l'asile le 12 janvier 1888.

Antécédents : Père, mort à l'asile de Blois d'une paralysie générale à 62 ans ; — mère, très nerveuse, 57 ans ; a eu des attaques à l'âge de vingt ans.

Jeune, il était intelligent, apprenait facilement ; orgueilleux, hautain, il ne pouvait souffrir aucune observation ; à la moindre des choses, il entrait dans de grandes colères « c'était, dit sa mère, un cerveau brûlé. » Mis dans le commerce à l'âge de seize ans, il y resta jusqu'à dix-huit ans ; pendant ce temps il a fait plusieurs patrons. Il s'est engagé à dix-huit ans parce que son père ne voulait pas le laisser aller à Paris. Au bout de trois ans, il fut envoyé aux compagnies de discipline ; il y resta dix-huit mois. En revenant du service il est allé au Brésil ; de retour au bout de huit mois, il est établi par sa mère et fait de mauvaises affaires, en grande partie par sa faute. Marié en 1880, il était l'amant de sa belle-sœur un an après. Sa femme apprenant l'adultère, le quitte et divorce.

La mère lui ayant fait des observations sur sa conduite, il l'a quittée et depuis quatre ans elle ne l'a revu que deux fois. Il semble avoir eu la syphilis en 1878. Nous n'avons pas de renseignements exacts sur le début de sa maladie, mais nous savons qu'à son entrée il venait de la prison de la Santé où il subissait une condamnation de trois mois pour vol ; il avait pris un tire-boutons, cinq cahiers de papier à cigarette, une cravate et un goupillon.

L'affaiblissement de ses facultés intellectuelles, son apathie, son indifférence, sa faiblesse musculaire, l'hésitation de sa parole, son inégalité pupillaire permettent d'emblée le diagnostic paralysie générale.

« Voilà une main plus longue que l'autre, dit-il ; elle est empoisonnée, elle sent mauvais », et il s'incline de manière à faire descendre la main droite plus bas que la gauche. Tous les matins à la visite il se plaint mystérieusement de quelque chose et d'un ton d'autorité réclame ses papiers. Il se plaint constamment de ses selles, il va trop aux cabinets, pas assez, etc.

29 janvier. — Ce matin nous lui rappelons que l'une de ses mains était plus longue que l'autre ; il paraît tout étonné de ce qu'on lui dit.

Tous les jours depuis son entrée il est à chaque instant aux cabinets, se figurant qu'il ne va pas à la selle et demandant des purgatifs ; l'infirmier auquel nous avons recommandé de surveiller le malade, nous affirme cependant qu'il y va comme tout le monde et l'ayant renfermé dans une chambre, nous avons constaté le fait par nous-mêmes.

11 février. — Pendant quelques jours il a eu à sa disposition une chaise percée sur laquelle il était assis toute la journée ; depuis quatre à cinq jours il est malheureux qu'on lui ait refusé et se plaint toujours de constipation ; cependant le garçon trouve régulièrement, dans son vase et ailleurs, la preuve du contraire. J'examine son anus et ne trouve rien d'anormal : à l'extrémité coxygienne je trouve une petite cicatrice ; je lui demande ce que c'est, il me répond sans réfléchir qu'il a une maladie de la moelle épinière ; j'insiste, il tâte et ne se rappelle pas du tout ce que cela peut être.

12 février. — Purgé ce matin il a l'air tout gaillard et demande à sortir; il a des affaires d'or.

13 février. — Il recommence à se déculotter toute la journée.

19 février. — Depuis deux jours il ne parle plus de ses garde-robes, il est très bien portant, il ne comprend pas que son parrain ne lui ait pas donné de nouvelles, on a dû intercepter ses lettres.

22 février. — Les lettres de son parrain sont passées à l'état d'idée fixe; chaque fois que je vais à l'infirmerie, il me parle de ses lettres et toutes les explications possibles ne parviennent pas à le convaincre que je n'en ai pas reçu.

28 février. — Depuis quelques jours Ch... a changé d'idée; il se porte très bien, il est venu ici pour une niaiserie, il veut sortir. Il a des marchandises dehors et voudrait gagner de l'argent. Cependant il ne sait plus trouver son ancienne adresse où sont les marchandises. Cette idée le poursuit et tous les jours il demande sa sortie au médecin.

15 avril. — Ch... n'a plus de préoccupations hypocondriaques, il est content, demande régulièrement qu'on lui signe sa sortie, il a des affaires qui l'appellent. Il parle seul à voix haute nuit et jour.

15 mai. — Ch.. est tel que nous l'avons laissé il y a un mois, franchement halluciné; ses monologues sont composés de phrases coupées de silences pendant lesquels il semble écouter; quelquefois il se met en colère et s'agite bruyamment.

Chaque fois que nous lui avons demandé à qui il parlait, il répond que ce n'est rien, qu'il s'occupe de ses affaires.

Ce n'est que grâce aux renseignements que nous avons pu nous faire une idée des causes possibles de cette exception. La malade Th... est une névropathe, hypocondriaque depuis douze ans. Lors de l'apparition de sa paralysie générale, ses idées restent vaguement inscrites dans son cerveau, et elle meurt avec elles. Le malade Ch... est aussi un héréditaire déséquilibré qui pendant une douzaine de jours persiste, malgré tous les arguments possibles, à dire qu'il ne va pas à la selle et à se préoccuper de son ventre, après quoi il entre dans une phase d'hallucinations de l'ouïe dont il n'est pas encore sorti.

Ces deux paralytiques à idées systématiques, nous le voyons, sont des déséquilibrés, des prédisposés, et M. Magnan, à qui nous communiquions ce fait, nous a permis de dire, en son nom, que depuis longtemps il a remarqué l'existence d'idées systématiques chez des paralytiques à antécédents vésaniques.

Les trois derniers malades enfin sont des paralytiques hypocondriaques avec attaques hystériformes plus ou moins nettes.

OBSERVATION XXX (PERSONNELLE)

Paralysie générale, préoccupations hypocondriaques, attaques hystériformes.

Le malade M..., âgé de 38 ans, arrive à l'asile le 29 septembre 1887, venant d'un asile particulier où il est depuis juillet 1886. Un certificat du médecin constate qu'une démence progressive avec alternatives d'excitation et de dépression pendant lesquelles il a refusé souvent de prendre des aliments. Il est malade depuis deux ans environ; en 1885 il commençait à avoir des maux de tête, perdait la mémoire, s'affaiblissait progressivement, faisait des projets ambitieux; à d'autres moments il était triste, se disait malade et prenait constamment de la bourrache. Plusieurs fois, en 1885, il lui est arrivé de tomber; ses parents attribuaient sa faiblesse musculaire. Les parents n'ont jamais remarqué de pertes de connaissance, ni de convulsions pendant ses chutes. En 1886, son excitation devient telle qu'on le transporte dans une maison de santé où il eut, à différents moments, des idées de persécution, des craintes d'empoisonnement, et sous ce prétexte ne voulait pas manger. Il arrive à l'asile dans un état de faiblesse extrême; il gâte, son incohérence, l'embarras de sa parole montrent immédiatement la diagnostic.

Le jour même il devient triste, fait signe qu'il ne peut pas parler en montrant sa gorge et en ouvrant la bouche : il semble dire qu'il est bouché. Pendant les quelques jours qu'il reste dans notre service, on est obligé de le forcer à manger. De temps en temps, le malade se laisse tomber tout doucement à terre, ou encore se laisse glisser sur sa chaise. Les infirmiers, au début, prirent ces attaques au sérieux et voulurent porter secours; mais quand ils s'aperçurent que, plus on faisait attention à lui, plus il avait d'attaques, ils ne s'en occupèrent plus. Ces attaques diminuèrent. Transféré au service de M. Dagonet le 25 octobre, il fallut le coucher, et deux mois après il mourait dans le marasme.

OBSERVATION XXXI (PERSONNELLE)

Paralysie générale, hérédité vésanique, préoccupations hypocondriaques, attaques hystériformes, idées de suicide.

La malade A..., âgée de 38 ans, entre dans le service le 19 janvier 1888.

Antécédents : Mère normale. Oncle maternel, s'est suicidé. Grand'mère maternelle âgée de 60 ans, à la mort de son fils eut un accès mélancolique., Père cardiaque est mort paralysé. Cousine germaine hystérique.

La malade, d'un caractère réservé, triste, passait ses soirées à travailler; elle n'a jamais eu de crises de nerfs. Depuis dix-huit mois environ elle devient plus gaie, on ne peut pas la décider à se coucher; souvent elle déraisonne; elle n'a aucun souci des convenances; ses mains tremblent, elle se plaint souvent d'étouffements, cela la prend à la gorge.

Depuis deux mois elle a des maux de tête; elle se plaint de perdre la mémoire. En décembre, son caractère change tout à fait, elle devient jalouse, on lui en veut, des femmes veulent la voler. Depuis janvier elle devient tout à fait incapable de faire son métier. Le 10 janvier elle a un léger ictus avec perte de connaissance, sa parole s'embarrasse, elle devient de plus en plus maniaque, incohérente, tantôt satisfaite, tantôt persécutée, et le jour de son entrée elle est surtout hypocondriaque avec excitation, pleure par intervalles et se plaint de ne plus pouvoir respirer. Son incohérence caractéristique, l'hésitation de sa parole, l'inégalité de ses pupilles, prouvent qu'elle est paralytique générale.

Le 20 janvier, au milieu de son excitation absolument incohérente elle se jette à terre, se roule en criant, sans convulsions : « Regardez, dit-elle en ouvrant la bouche, il y a de l'électricité là-dedans, ils m'ont passé à l'électricité, allumez une allumette, cela va prendre, il faut le compteur, il y a du gaz dans mon ventre. » Appelée peu d'instants après à nous montrer comment était son attaque, elle se jette à terre en faisant quelques grimaces. Dans les deux jours qu'elle passe encore à l'asile, on est obligé de la garder continuellement, elle a par intervalles des idées de suicide, pendant lesquelles elle se laboure les yeux avec les ongles, se cogne la tête contre les murailles.

Quand on lui demande pourquoi elle est triste, elle répond d'un air niais qu'elle ne sait pas, et il est très facile d'éveiller en elle des idées, ou tout au moins une expression joyeuse.

OBSERVATION XXXII (PERSONNELLE)

Paralysie générale, préoccupations hypocondriaques, attaques hystériformes.

La malade N..., âgée de 27 ans, entre à l'asile le 17 mai 1887.

Les renseignements que nous avons sur les antécédents et la vie antérieure de la malade sont très vagues. Elle avait un frère et deux sœurs plus âgées qu'elle, elle avait quatorze ans lorsque son père les mit tous les quatre à la porte pour se remettre avec une autre femme. Elle est à Paris depuis 1878 et sa conduite semble n'avoir rien eu d'irrégulier, sauf l'habitude qu'elle a de fumer beaucoup (elle était sobre et économe, on n'avait remarqué chez elle aucun phénomène hystériforme).

Il y a deux ans environ, on n'avait pas encore observé de troubles intellectuels, mais elle se plaignait de son ventre, de sa tête, de tremblements dans les jambes.

A peu près vers cette époque, portant un seau rempli de linge sur la tête, elle fut renversée par un fiacre ; il n'en résulta aucun accident grave, mais elle se plaignait beaucoup de douleurs au sein, à tel point qu'un jour elle voulut en finir et se frapper de coups de stylet dans la région cardiaque, se fit des plaies peu profondes et guérit rapidement ; depuis elle a des crises hystériformes dans lesquelles elle tombe, se roule et se frappe la tête et la poitrine ; elle devient plus irritable, ne sait plus rien faire, son incapacité est progressive. Depuis six mois son incohérence et son insouciance deviennent de plus en plus nettes. Achète parfois sans payer ; d'autres fois paye deux fois le même achat. Fait son ménage tout de travers, lave la nuit, jette le linge dans la chambre, ne peut plus rien faire.

Dans les derniers moments elle voulait tout acheter, des robes de soie, etc.; elle prend une caisse de fleurs et l'emporte sans payer.

Tantôt elle est gaie, chante, ennuie ses voisins par le bruit qu'elle fait; tantôt elle est triste, découragée, c'est dans ces moments qu'elle a des crises hystériformes et qu'elle a des idées de suicide.

Elle a aussi commis plusieurs tentatives de suicide, l'une avec un réchaud, l'autre avec des allumettes, une autre en voulant se jeter par la fenêtre.

A son entrée, on constate un léger affaiblissement intellectuel avec alternatives d'excitation et de dépression, elle est tantôt satisfaite et tantôt hypocondriaque.

Les renseignements qui précèdent montrant son affaiblissement intellectuel progressif, la mobilité de ses idées, son insouciance et de plus l'hésitation de sa parole que nous observons de temps en temps permettent le diagnostic paralysie générale.

Elle reste ainsi dans le service tantôt gaie, tantôt triste.

Le 30 mai nous assistons à une attaque hystériforme, elle se laisse aller sur sa chaise en gémissant et en remuant bras et jambes; vivement interpellée à ce moment, elle raconte qu'elle a depuis quelque temps des faiblesses, et paraissant oublier ses préoccupations hypocondriaques, son visage reprend une allure normale.

4 juin. — Depuis quelques jours ses plaintes sont moins fréquentes, actuellement elle se trouve très heureuse.

11 juin. — Elle semble aller bien mieux, son allure est calme, elle veut sortir.

13 juin. — Elle nous raconte tranquillement qu'elle ne tient plus debout, qu'elle n'a plus de jambes, qu'elle n'a plus de sang et nous demande du vin de quinquina.

De mieux en mieux à partir de ce jour, elle est transférée le 22 juillet à l'asile de Ville-Évrard.

Le 15 janvier 1888 je vais la voir et la trouve satisfaite et bien portante, mais les infirmières nous racontent que de temps en temps elle a des périodes de tristesse et des faiblesses.

Nous nous demandons jusqu'à quel point ces attaques hystériformes sont indépendantes de la volonté du malade.

Dans deux observations analogues publiées par M. Rey (*Ann. méd. psychologiques*, 1883) et M. Camuset (*Annales*, 1884), nous constatons encore cette coïncidence : hypocondrie et attaques hystériformes dans la paralysie générale. M. Rey se demande, comme nous, à propos de son malade, si ses attaques sont complètement involontaires. M. Camuset, seul, constate des troubles hystériques bien caractérisés.

Nos observations ne nous permettent certainement pas de trancher cette question; mais nous croyons que, étant donnés l'absence d'antécédents hystériques, le caractère le plus souvent fruste de ces attaques et leur coïncidence constante avec le délire hypocondriaque, ces attaques pourraient bien être partiellement voulues par le malade, de la même façon que les frissons sont voulus par le malade Bill... (Obs. XXVI) qui se croit atteint de fièvre jaune, ou encore par cet autre que nous avons actuellement sous les yeux, qui se dit épileptique et fait quelques gimaces en demandant 50 grammes de bromure par jour.

Cette question mériterait certainement une étude plus approfondie.

B. Hypocondrie dans les autres formes d'affaiblissement psychique. — Nous n'avons pas la prétention dans ce chapitre, de décrire une forme délirante spéciale à chaque démence, nous avons voulu simplement y réunir différents cas d'hypocondrie chez les déments; nous allons analyser rapidement ces faits.

Dans quelques-uns le diagnostic est parfois assez difficile, mais le plus souvent il s'impose d'emblée et l'hypocondrie consiste surtout en une série monotone de plaintes, de réclamations réflétant bien l'égoïme du malade, la conscience vague qu'il a de sa situation. Elle se complique presque toujours de sensiblerie, quelquefois d'actes violents qui, souvent, sont la cause du transfert de ces malades des hôpitaux dans les asiles.

L'observation suivante (XXXIV) est celle d'un malade observé par MM. Magnan et Legrain. Si l'on y regarde superficiellement, ce malade ressemble beaucoup à un paralytique général : son âge, son délire, le tremblement de sa parole, l'inégalité pupillaire, tout y est, sauf l'état mental et l'accroc caractéristique de la parole. Son délire même se rapproche beaucoup plus de la manie ordinaire et se complique de sensiblerie généralement considérée comme rare dans la paralysie générale.

Le diagnostic se confirme pendant la courte période d'amélioration et surtout lorsque les signes d'une lésion locale deviennent manifestes. C'est à ce moment qu'apparaissent des idées hypocondriaques absurdes. Suit une guérison presque complète.

OBSERVATION XXXIII (communiquée par le Dr Legrain).

Lésion cérébrale circonscrite, idées ambitieuses et préoccupations hypocondriaques, guérison.

G..., âgé de 35 ans, d'origine grecque, entre à l'asile le 25 mars 1886 dans un état d'excitation intellectuelle avec idées ambitieuses, mobilité extrême dans les idées, loquacité intarissable.

D'après les renseignements, l'excitation remonte à une huitaine de jours, mais depuis quelques mois il avait manifesté déjà une activité beaucoup plus grande, il entreprenait maintes affaires inconsidérement et avait de ce fait compromis beaucoup d'intérêts. En un mot, il avait présenté l'attitude de beaucoup de paralytiques généraux au début.

A son entrée il est ambitieux, il a mille projets en tête, il parle d'un ton déclamatoire, se pare de choses voyantes, mais il n'est pas incohérent, il est simplement mobile. En somme, suractivité intellectuelle, avec propos ambitieux accompagnés d'un degré notable d'inconscience.

Ses pupilles sont légèrement inégales, il y a un peu de trémulation des lèvres et de la langue. La parole paraît hésitante et tremblotante, mais seulement quand il parle français ; pas d'accrocs dans la prononciation.

Cet état reste le même jusqu'au 16 juin, à ce moment toujours ambitieux et mobile, il s'excite davantage, devient plus méchant, parfois il est violent.

Le 26 juin, les idées ambitieuses sont devancées par des idées vagues de persécution qui expliquent certains actes de violence. Il est toujours très excité, dort mal, les idées sont très mobiles ; mais fait caractéristique, il existe de la sensiblerie. Aux idées ambitieuses succèdent des périodes d'attendrissement.

Il a des idées ambitieuses rappelant celles du paralytique : il ne connaît pas, dit-il, d'homme plus fort que lui ; puis il s'arrête, se met à pleurer en déclarant qu'il est le plus malheureux des hommes. Même état de sensiblerie avec alternatives d'excitation et de dépression. Idées confuses d'ambition et de persécution pendant tout le mois de juillet.

Le 2 août, amélioration notable. Le malade a manifestement conscience de son accès délirant, il se rappelle toutes ses exagérations du premier jour ; attitude raisonnable. Pas d'hésitation de la parole.

L'amélioration est progressive jusqu'à la fin d'août où l'état est très satisfaisant ; il fait des projets raisonnables pour l'avenir ou parle de sa sortie.

Lorsque le 9 septembre on note de nouveaux troubles cérébraux, céphalalgie, sifflements d'oreilles, vertiges et surtout engourdissement dans le bras et la jambe droits.

Le 12, le bras tremble légèrement, la parole est plus embarrassée.

Le 13, obtusion intellectuelle, nouvelles oscillations de l'avant-bras droit et des doigts sans perte de connaissance.

Le soir, nouvelles secousses plus violentes qui se généralisent d'abord au bras droit tout entier, puis dans la cuisse, dans la jambe et enfin dans le côté gauche, mais à un degré beaucoup plus faible. Conscience et lucidité complètes pendant tout l'accès qui dure deux heures et s'accompagne d'anhélation et de battements de cœur.

Les troubles intellectuels plus sensibles à partir de ce jour, mais prennent un caractère mélancolique avec idées hypocondriaques.

Le 15, encore quelques secousses à droite.

Le 16, attitude mélancolique, anxiété, sueurs, constriction pharyngienne, terreur, idées hypocondriaques.

Hésitation de la parole et tremblements plus marqués.

Le 17, sensiblerie avec excitation, idées hypocondriaques, il n'a plus de larynx, son nez est bouché. Confusion dans les idées, erreur de personnalité vis-à-vis de lui-même.

Jusqu'au 24 encore quelques secousses dans le bras droit, même état mental où prédominent l'anxiété et les préoccupations hypocondriaques.

Jusqu'au 30, dépression mélancolique : il n'a plus de fortune. Excitation, angoisses, il a du plomb dans le ventre, il est détérioré, il n'a plus de dents.

10 octobre. — Amélioration depuis quelques jours. Attitude plus raisonnable, la mémoire est intacte, il a conscience de sa nouvelle période délirante; il se demande où il a eu l'esprit depuis un mois.

Continuation des idées hypocondriaques jusqu'au 18, époque où il sort.

Depuis, ses idées délirantes se sont complètement amendées, il a vécu de la vie commune. Divers ennuis n'ont pas ébranlé son état mental. La mémoire est très précise. Sa portée intellectuelle est peut-être moindre qu'autrefois, mais il n'y paraît pas dans les besoins ordinaires de la vie. Il se conduit seul.

Au mois de mars 1887, l'amélioration se maintient. Pas de troubles moteurs, pas d'inégalité pupillaire. Le malade se souvient de tous les événements passés et comprend qu'il a besoin de se ménager, il s'est organisé lui-même un genre d'existence propre à maintenir l'équilibre de sa santé intellectuelle.

M. Magnan, prévenu par de nombreux exemples de ce genre, ne manque pas de nous répéter, chaque fois que l'occasion s'en présente, de ne faire le diagnostic paralysie générale que lorsque l'état mental peut se démasquer et le plus souvent lorsque l'hésitation de la parole est appréciable.

Ces cas sont assez rares et notre expérience trop jeune pour que nous puissions faire autre chose que le suivre. Mais ce qui est certain, c'est que sur cinq à six cents paralytiques que nous pouvons avoir vus depuis deux ans, l'état mental est tellement la règle que toute exception doit mettre en garde l'observateur.

L'observation suivante en est un exemple. Il s'agit d'un malade (XXXIV) dont le délire est aussi absurde que possible, l'affaiblissement intellectuel presque certain, et cependant l'absence d'hésitation dans la parole, la suite dans les idées que montre le malade en dehors de son délire ne permettent pas de diagnostiquer une paralysie générale, nous attendons.

OBSERVATION XXXIV (PERSONNELLE)

Affaiblissement intellectuel, troubles de la sensibilité générale, préoccupations hypocondriaques.

Le malade Ta... entre à l'asile le 22 mai 1888. Pas de renseignements sur ses antécédents héréditaires. Deux de ses sœurs sont bien portantes, intelligentes et tranquilles. Il a eu deux enfants morts jeunes, le premier à vingt jours, le second à neuf mois, de convulsions. Peut-être a-t-il eu la syphilis, ce n'est pas certain, le malade n'en porte pas de traces.

Ta... a toujours été un garçon intelligent, actif, bon camarade et bon époux, il ne s'est jamais plaint de maladies.

Il y a treize mois environ, il devint plus sombre, insouciant, n'ayant qu'une seule préoccupation, celle de manger; peu de temps après il se plaignit du ventre et ne voulut plus travailler. Il restait au lit toute la journée, disait qu'il ne mangeait pas et mangeait trop bien, qu'il n'allait pas à la selle quand il venait d'y aller. Se croyait faible des jambes, et cependant marchait très bien quand il voulait. Il croyait toujours mourir, c'était son dernier moment et mangeait comme un ogre; pendant trois à quatre mois, dit la femme, ce fut toujours la même répétition. Le médecin dit qu'il n'est malade que du cerveau et sa femme parvient à le faire retourner à l'atelier en le violentant un peu.

Il y travaille mollement, sans initiative, trouve que son travail est mal fait et cependant on n'a pas à s'en plaindre, à l'atelier comme à la maison on ne parvient à le faire travailler qu'en l'excitant.

Son apathie cérébrale reste la même et cache aux yeux des autres l'affaiblissement de ses facultés, on ne s'aperçoit d'aucun trouble de la parole, il ne se plaint pas de maux de tête, ni de crampes, ni de fourmillements.

En avril il recommence à se plaindre, il n'a plus de forces, il ne peut pas travailler. Souvent il se plaint aux voisins, disant que sa femme veut sa mort, etc., etc.; finalement il ne sort plus, reste alité et ne se lève que pour manger.

Il est en proie à des hallucinations étranges : un moment il se voit tout mince, à un autre moment il est tout gros, tout long, tout petit. Une nuit il éveille sa femme et lui dit d'allumer la bougie, il est long, long, long, plus long que le lit; ou encore un autre jour : « Regarde comme mes bras sont longs, ils touchent à terre. » Il raconte que son corps va dans sa tête, que ses parties se décollent, qu'il n'a plus de boyaux, il appelle à grands cris sa femme aux cabinets disant qu'il a laissé son fondement dans la lunette. Il n'est plus composé que de deux peaux, il est comme une pelure d'oignon, etc.

Il est convaincu depuis huit jours qu'il ne doit pas uriner ni aller à la selle et il dit au médecin : « Vous comprenez bien, Monsieur, que cela ne servirait à rien de manger et de boire si je vais aux cabinets. » Toute la journée il fait des efforts pour ne pas y aller et tout à coup il est obligé de faire où il se trouve. Ce qui prouve bien qu'il sent ses besoins, c'est qu'il s'écrie tout à coup avec désespoir : « Ah ! mon Dieu ! je vais encore uriner. » La nuit, au lit, il se tient pour ne pas uriner; sa femme, qui prévoit l'accident, l'invite à descendre, il lui répond d'un air malheureux : « C'est bien, tu veux ma mort, je vais descendre ! etc. » Depuis qu'il est à l'asile il est toujours le jouet d'hallucinations analogues. Son corps est devenu tout petit, il s'est fondu. Sa nourriture ne descend pas dans l'estomac, elle sort par un trou qu'il a derrière la tête. Un jour il tient sa verge de peur qu'elle tombe, un autre jour il perd un testicule, etc.

Il persiste à ne pas vouloir aller aux cabinets et malgré les précautions recommandées aux infirmiers, il lui arrive tous les jours des accidents, soit dans sa culotte, soit dans son lit. On ne constate toujours aucune hésitation de la parole, elle est lente mais toujours nette. Malgré un léger affaiblissement de la mémoire, il ne fait pas de grosses erreurs et il en a conscience. En somme, en dehors de ses idées hypocondriaques, il est raisonnable, ses idées viennent lentement mais ne présentent aucune incohérence. L'examen attentif de la sensibilité ne montre rien d'anormal, ses réflexes sont conservés. Lorsqu'il veut y mettre un peu d'énergie, ses mouvements ne présentent ni faiblesse ni anomalie. Ses pupilles sont inégales.

L'observation suivante (XXXV) nous montre une hémiplégique hypocondriaque ; nous nous rappelons avoir assez observé ce type dans les hôpitaux pour que nous croyons ne pas devoir y insister.

OBSERVATION XXXV (personnelle)

Lésion cérébrale circonscrite, hémiplégie droite, préoccupations hypocondriaques.

La malade B..., âgée de 76 ans, arrive à l'asile le 28 novembre 1887. Elle vient de la Charité où elle troublait le repos des malades par ses cris et ses réclamations. Elle est hémiplégique droite sans troubles de la parole. Tous les matins elle se plaint tantôt de sa jambe, tantôt de ses reins et elle demande d'un air plaintif qu'on la frictionne.
Un autre jour elle ne va pas du ventre et cependant l'infirmière affirme qu'elle a été le matin même. « Soignez-moi, Monsieur le médecin, dit-elle, j'irai retrouver ma fille. » Pendant le mois qu'elle reste à l'asile elle demande autant de soins à elle seule que le reste des malades, pleurant à certains moments, se fâchant à d'autres et cependant elle mange bien, dort bien, et au moment où elle est transférée sa santé générale est certainement satisfaisante.

Nous en rapprochons une autre observation empruntée à Michea dans laquelle l'hypocondrie semble nettement être le résultat d'un athérome cérébral amenant dix ans après une attaque mortelle d'apoplexie. Ce fait n'est probablement pas rare.

OBSERVATION XXXVI (1)

Athérome cérébral, troubles de la sensibilité générale, préoccupations hypocondriaques, apoplexie.

M. J..., curé à ..., d'une constitution forte, d'un tempérament bilioso-sanguin, à l'âge de 60 ans, frappé par la crainte de mourir au mois d'avril, parce que tous ses parents étaient morts dans ce mois, tomba dans un profond chagrin. Dès lors, éloignement de la société, sommeil interrompu par des rêves sinistres, terreurs paniques,

(1) *Loc. cit.*, observation XVII.

diminution de l'appétit, lenteur des digestions. Plus tard borborygmes, constipation, gêne de la respiration et palpitations du cœur à la moindre contrariété; tension vers la région épigastrique, sifflements et bourdonnements d'oreilles; engourdissements et fourmillements dans les membres. « Il me semble, dit-il, qu'on m'enfonce des épingles dans toutes les parties du corps, principalement aux mains et aux pieds. Un bruit continuel, analogue au bruit du tambour, me fatigue excessivement; j'éprouve un mal de tête affreux, je suis un homme perdu. »

Dix ans s'écoulent sans que ce pénible état s'améliore. Au mois d'avril 1825, M. J... se fait de ses maux un tableau désespérant et plein d'exagération. Il se figure qu'il touche à son dernier moment; il se met dans son lit, ne parle plus à personne et refuse toute espèce d'aliments.

Trois jours se passent dans cet état, après ce laps de temps, le médecin arrive et l'interroge; M. J... ne lui répond que par signes. Ce n'est qu'après bien des instances qu'il se décide à parler et à descendre de son lit à l'heure du dîner. M. J... se fait de nouveau prier pour se mettre à table, enfin il cède aux instances qu'on lui fait et dès qu'il a goûté quelque nourriture il ressent un appétit excessif qu'il a de la peine à satisfaire. Quelque temps après le dîner, le médecin se dispose à partir et engage M. J... à l'accompagner. Après cette légère fatigue, il se trouve dans un état satisfaisant, mais bientôt sa première idée vint de nouveau jeter le trouble dans son imagination. Le 9 avril 1826, une attaque d'apoplexie met un terme à ses jours.

A côté de ces observations se placent tout naturellement celles de déments séniles :

OBSERVATION XXXVII (personnelle)

Démence sénile, préoccupations hypocondriaques, tentative de suicide.

Le malade G..., âgé de 77 ans, entre à Sainte-Anne le 28 janvier 1888. Il a toujours été profondément égoïste, n'a jamais été sérieusement malade. Depuis 1882 sa vue faiblit considérablement et il devient hypocondriaque, se plaignant constamment de maux de reins, de douleurs de tête, des jambes, etc. Toute la journée il se plaint, il souffre, il a des idées de suicide. Sur ces entrefaites, une cataracte double étant constatée il vient à Paris se faire opérer chez M. Abadie. L'opération réussit et il voit plus clair, mais reste toujours inquiet, disant qu'on ne le soigne pas, insupportable chez son fils, se plaignant toujours de douleurs d'un côté ou de l'autre, et toujours poursuivi par ses idées de suicide, il se jette à l'eau en 1886. L'accident n'a pas de suites, mais il devient tellement exigeant chez son fils qu'on l'envoie à Sainte-Anne où il montre un désespoir constant, une sensiblerie exagérée, se plaignant tous les jours de nouvelles douleurs, il demande qu'on le purge, si le vin est contraire, etc., etc.

OBSERVATION XXXVIII (personnelle)

Démence sénile, préoccupations hypocondriaques, idée fixe.

La malade R..., âgée de 82 ans, a été bien portante jusqu'en août 1887. Elle devint triste un jour, brusquement, en voyant une vieille promenée en chaise roulante, elle en fut frappée et dit qu'elle préférait la mort à cette triste situation. Depuis elle se croit malade, elle devient de plus en plus craintive et tellement insupportable qu'on l'amène à Sainte-Anne. Le matin à la visite nous la trouvons les yeux fermés et disant en gémissant qu'elle ne peut pas regarder la lumière. Il faut employer toute espèce d'artifices, lui faire croire que le médecin est parti pour lui faire ouvrir les yeux, ce qu'elle fait d'ailleurs sans la moindre douleur. Une grande partie de la journée elle reste cachée sous ses draps, geignant surtout lorsqu'elle entend dire que le médecin arrive. Quand elle le croit parti elle se retire de sa cachette et regarde. L'examen des yeux ne montre qu'un cercle sénile de la cornée.

Elle est transférée à Ville-Evrard le 4 novembre.

Nous voyons chez le premier (XXXVII) l'hypocondrie amener le suicide; chez l'autre elle s'installe sous forme d'idée fixe et prend le cachet enfantin propre à cet âge.

M. Magnan a signalé depuis longtemps les idées hypocondriaques dans l'alcoolisme chronique; nous en donnons deux observations, l'une où nous voyons rapidement succéder à l'accès subaigu des craintes hypocondriaques assez vives, l'autre où elles s'établissent graduellement, lentement.

OBSERVATION XXXIX (personnelle)

Alcoolisme chronique, troubles de la sensibilité générale, préoccupations hypocondriaques.

Le malade Lam..., marchand de vins, âgé de 37 ans, arrive de la Préfecture avec un certificat constatant des hallucinations de la vue (animaux) et des idées de persécution. A son arrivée à l'asile il est inquiet, tremblant de tout le corps et des mains en particulier. Ses réponses sont lentes, obtuses, elles semblent témoigner de son affaiblissement intellectuel. « Il a les pieds cassés, dit-il, il faut les couper. » Il demande un instrument tranchant pour s'amputer. Il y a du pus, il est venu à l'hôpital pour être opéré. On lui donne une épingle qu'il se plante dans les pieds sans avoir l'air de s'en apercevoir. Il est transféré le jour même à Villejuif.

OBSERVATION XL (1)

Alcoolisme chronique, troubles de la sensibilité générale, préoccupations hypocondriaques, idées de persécution.

(1) Communiquée par le Dr Legrain.

Le malade B... entre à Sainte-Anne le 10 février 1885, venant de l'hôpital Saint-Antoine, où il se promenait la nuit dans le jardin. B... prenait le vin blanc le matin, un peu d'absinthe. Depuis quelques années, son caractère devenait triste, inquiet, il avait des idées vagues de persécution, de jalousie, des idées de suicide. Depuis six mois, insomnies presque constantes, monologues, rêvasseries, inquiétudes pour sa santé. Il avait quelque chose de brûlé dans le corps, son sang était cuit, etc. Le dernier jour il s'est jeté à terre en disant : « Je suis mort. » Les membres étaient animés de tremblements, mais il n'eut ni perte de connaissance, ni convulsions. Trois crises semblables se répétèrent dans la journée ; il ne pensait qu'à sa mort, à son enterrement. Il entra à l'hôpital Saint-Antoine pour un point de côté. Pendant les quelques jours qu'il resta à l'asile il fut inquiet, triste, s'isola.

M. Chadzinski publia, en 1882, une très belle observation d'hypocondrie dans l'alcoolisme chronique, nous en extrayons la partie qui nous intéresse :

OBSERVATION XLI (1)

Alcoolisme chronique, troubles de la sensibilité générale, préoccupations hypocondriaques, mutilations.

Le nommé C..., âgé de 53 ans, loueur de paniers à la halle de Paris, né de parents sains, est depuis longtemps adonné à l'ivrognerie. Il a été amené à l'asile d'Auxerre, le 15 janvier 1880, dans un état de délire alcoolique.

Le 12 octobre 1879, C... s'était rendu à M... pour y faire les vendanges et s'occuper de diverses réparations dans les immeubles de son beau-père. Il comptait revenir à Paris le 1er décembre, mais il fut retenu par une maladie grave de son beau-père. Resté seul auprès de ce vieillard, il eut la douleur de le voir succomber dans ses bras ; il est obligé de procéder seul aux apprêts funèbres (4 janvier 1880). Le service du chemin de fer était interrompu par les neiges et C... n'avait pu être rejoint par sa femme.

C'est dans ces conditions si tristes d'isolement que le délire éclata tout à coup, le 10 janvier, sur les dix heures du soir. C... croit entendre des bruits étranges, ses oreilles bourdonnent, il s'imagine que le feu est dans la cheminée : n'osant monter dans sa chambre, il descend dans sa cave où il passe deux nuits et un jour dans la plus grande anxiété. Le 12 au matin, se sentant l'esprit plus net et plus dégagé, mais le corps très fatigué, il s'étend sur son lit ; mais les symptômes précédemment décrits se renouvellent avec plus d'acuité

(1) *Annales médico-psychologiques*, 1882, Archives cliniques.

encore, les troubles de la sensibilité générale acquièrent alors une intensité très grande. C... éprouve dans tous les membres des secousses électriques, il a beau toucher son pied gauche, il ne le sent plus; il s'imagine que ce pied est mort et atteint par le charbon, que le sang y est corrompu et que pour se sauver il faut retrancher ce membre désormais inutile. C'est alors que s'emparant d'un sécateur, il commence par s'amputer le gros orteil gauche aussi habilement qu'eût pu le faire un chirurgien; il allait continuer de la sorte et se livrer à de plus graves mutilations dans la même région, lorsque accoururent des voisins qui le mirent dans l'impossibilité de se nuire davantage. C... a déclaré depuis n'avoir rien ressenti pendant la section.

Plusieurs autres plaies sur divers endroits du pied prouvent qu'il était décidé à compléter cette opération.

Pendant les huit premiers jours de son intallation à l'infirmerie de l'asile d'Auxerre, C... a présenté à l'observation la persistance des mêmes manifestations du délire aigu alcoolique, insomnie, insensibilité, agitation, loquacité, inappétence, tremblements généraux, embarras de la parole, pouls à 150; il est tourmenté par toute espèce de vision, il aperçoit des enterrements, des châteaux, des théâtres, des prairies, pas d'animaux. Le 20 janvier à la visite du matin et devant nous, il se lève spontanément et brise une des vitres de la fenêtre : il a expliqué depuis cet acte de violence par une sensation d'étouffement et le besoin d'air. Excrétions involontaires deux ou trois fois seulement, etc.

. . . .

22 mars. — C... quitte l'asile emmené par sa femme et dans une situation de santé générale aussi satisfaisante que possible. Il conserve cependant de légers tremblements musculaires, un peu d'embarras de la parole et un fonds de tristesse.

Ces observations montrent bien quels peuvent être les troubles de la sensibilité générale dans l'alcoolisme chronique et si on les rapproche des deux observations d'alcoolisme chez des dégénérés (Obs. V et VI), elles nous montrent presque expérimentalement combien les deux terrains les plus propices à l'hypocondrie sont bien la dégénérescence mentale et l'affaiblissement intellectuel.

L'observation XLII qu'a bien voulu nous communiquer M. Bouchereau est un fait très net de mélancolique qui devient presque exclusivement hypocondriaque à mesure que progresse son affaiblissement intellectuel, nous la donnons simplement comme exemple, la forme délirante ne semblant pas avoir de forme bien spéciale autre que celle que lui donne le tempérament mélancolique de cette malade.

OBSERVATION XLII (communiquée par le Dr Bouchereau,
résumée)

Démence vésanique, préoccupations hypocondriaques.

La malade Br... entre à l'asile le 1er avril 1879.

Antécédents héréditaires. — Son père et sa mère sont morts vieux, de maladies pulmonaires. Une sœur aînée est morte à 77 ans, une autre à 67 ans. Un frère rhumatisant est mort à 30 ans.

La malade, intelligente, bien constituée, fut bien portante jusqu'en 1873. Deux de ses fils étant morts phtisiques vers cette époque, elle devint mélancolique et fut traitée à Saint-Yon pendant plusieurs mois.

Un autre de ses fils meurt paralytique, général en 1876, peu de temps après elle entre à Charenton et de là à Ste-Anne.

A son entrée, M. Bouchereau constate déjà l'affaiblissement léger de ses facultés et un délire mélancolique dans lequel prédominent les idées hypocondriaques. Elle se plaint d'un cancer qui lui dévore les intestins, elle s'est fait soigner par plusieurs médecins qui lui ont dit qu'elle n'avait rien.

Depuis elle se plaint toujours ; j'extrais différentes notes de son observation.

Novembre 1883. — Elle est faible, elle souffre de l'épine dorsale, des poumons, du cœur, sa vue s'affaiblit, etc. Transférée à Saint-Lô, elle revient en novembre 1884. Ses dispositions hypocondriaques sont toujours les mêmes, son affaiblissement intellectuel a progressé, sa santé physique est toujours excellente.

Depuis elle est toujours la même, gémit et pleure constamment, elle s'accroche à tous ceux qui l'entourent, à toutes les personnes qui visitent le quartier et leur raconte ses tourments ; il n'est pas de point de son corps où elle n'ait mal. Actuellement, quoique déjà âgée, elle est toujours bien droite, bien solide et cependant elle répète tous les jours une complainte analogue à la suivante : « Donnez-moi quelque chose, dit-elle en pleurant, des pilules, un bain de son, un remède enfin ! Vous ne voyez donc pas que je souffre ! Je n'ai plus de force, je ne puis plus marcher ni manger ». La malade est au contraire très vigoureuse et mange fort bien.

Il serait inutile d'allonger l'observation de cette malade, elle ne change pas.

L'observation suivante montre quelle peut être en certains cas la difficulté du diagnostic. Il s'agit d'une malade que M. Bouchereau suit depuis plus de dix ans, elle a montré une mobilité dans son délire, telle qu'on peut sans aucun doute la désigner comme une dégénérée. En ce moment elle paraît absolument affaiblie psychiquement, cependant M. Bouchereau n'ose pas l'affirmer, il l'a vue sortir de situations tellement désespérées qu'il doute encore.

OBSERVATION XLIII (COMMUNIQUÉE PAR M. BOUCHEREAU, RÉSUMÉE).

Démence vésanique, préoccupations hypocondriaques.

La malade L..., actuellement âgée de 46 ans, est entrée dans les asiles en 1877. Jusqu'en 1884 elle fut sujette à des alternatives de calme et d'excitation maniaque; tantôt persécutée, tantôt ambitieuse par bouffées.

Transférée à Ville-Evrard en 1884, elle fut ramenée en 1885 amaigrie, hallucinée, mélancolique; on fût obligé de la nourrir à la sonde. « C'est inutile que je mange, disait-elle, puisqu'on va me jeter à l'égout; j'ai entendu toute la nuit des hommes qui ont promis de venir me chercher pour me tuer avec mon fils. » Elle suppliait de lui pardonner des torts imaginaires, elle était une grande coupable et méritait la mort, mais voulait qu'on épargne son fils.

Sa panophobie a persisté depuis et son état intellectuel paraît avoir baissé. Elle reste anxieuse, et depuis longtemps déjà devient hypocondriaque. Toute la journée elle est immobile dans un coin du quartier; chaque fois qu'on l'approche elle devient hargneuse et à tout ce qu'on lui demande répond : « Laissez-moi tranquille, je suis très malade, vous me faites du mal, j'ai mal au cœur..., j'ai mal aux jambes..., etc., etc. ».

Le dernier malade que nous présentons est un prédisposé, l'histoire de ses ascendants et de ses descendants le prouve. Longtemps il a été un hypocondriaque raisonnable, son affaiblissement intellectuel change tout, il devient halluciné, persécuté, ambitieux et son délire hypocondriaque prend une forme absurde.

OBSERVAVION XLIV (PERSONNELLE)

Démence hypocondriaque, idées de persécution et idées ambitieuses.

Le malade Col..., artiste dramatique, entre à l'asile le 20 janvier 1888.

Antécédents héréditaires. — Grand-père paternel a voulu se pendre. Grand'mère paternelle très dévote. Rien du côté maternel que des rhumatisants. Pas de renseignements sur le père et la mère. Une fille est exaltée, impressionnable, à dix-huit ans s'est tiré un coup de revolver dans la poitrine. Une autre est d'une mobilité d'expression tout à fait anormale, triste et gaie à la même minute.. Le fils a un caractère très emporté, criant « comme un fou ».

Le malade a toujours été sobre, mais exalté et exagéré dans tout ce qu'il faisait. Il a eu une bronchite assez grave en 1870, depuis il reste malheureux, continuellement malade, hypocondriaque.

Il y a bien une dizaine d'années que son intelligence faiblit, il perd la mémoire, devient très irritable, il est toujours en colère. Son hypocondrie progresse, il s'occupe constamment de sa maladie et essaye tous les jours une médication nouvelle.

Il se croit un grand talent, regarde ses filles comme les futures reines du théâtre, désigne les cantatrices qu'elles remplaceront. Depuis quelques mois il a des idées de persécution. Il croit un soir que sa femme et son fils vont le tuer, reste éveillé toute la nuit. Il ne veut pas prendre de vin qu'il croit empoisonné, etc. Il a de temps en temps des idées de suicide. Son hypocondrie devient absolument délirante ; il a une véritable religion pour Raspail, il l'embrasse comme un livre sacré ; se fabrique un petit instrument avec une tige flexible et des éponges qu'il trempe dans l'alcool camphré et qu'il s'introduit dans le nez jusque dans le pharynx.

A la moindre douleur dans les jambes il se croit paralysé, etc. Son état général s'aggravant, on l'envoie à Lariboisière où il est poursuivi par ses idées de persécution et ses préoccupations hypocondriaques. Les gens du service lui font du mal, il raconte à sa femme qu'on le viole. « Je deviens bête comme une femme, dit-il, d'ailleurs je suis femme, j'ai eu deux enfants. » A certains moments de la journée il tortillait sa verge en disant : « Dévissez-moi, je suis à l'envers. »

Peu de jours après on l'amène à Sainte-Anne où il arrive en disant : « Je suis abruti par ce qui m'est arrivé depuis six semaines, c'est une affaire de sexe, j'ai fait des enfants tout seul. » Quelques jours plus tard il a les parties d'un chien. Le 22 février on l'a changé de sexe par des opérations. Nous l'examinons, et lui ayant affirmé qu'il ne porte aucune trace de ce fait, il semble se tranquilliser et nous remercie.

M. de Krafft-Ebing constate également cette transformation délirante de l'hypocondrie par la démence et cite à ce propos une longue observation que nous allons résumer.

OBSERVATION XLV

Démence hypocondriaque, suicide.

Un médecin, âgé de 54 ans, marié à une femme hystérique (hérédité très chargée ; caractère bizarre, excentrique, très irritable, insupportable même et très disposé à l'hypocondrie), souffre d'un catarrhe chronique de l'estomac au commencement de 1879. Il devient hypocondriaque, et dans un accès d'angoisse fait une tentative de suicide.

Il est amené à la clinique du Pr de Krafft-Ebing. On constate les symptômes suivants : pas de tissu graisseux, teint gris-jaunâtre, anémie, catarrhe chronique de l'estomac. Commencement de dégénérescence graisseuse du cœur, pouls lent, phénomènes de sénilité précoce (athérome, cercle sénile de la cornée).

« Au point de vue psychique il présente le tableau d'une hypocondrie grave. »

Il se plaint d'avoir la sensibilité paralysée, il ne voit plus de moyens de salut pour lui, il a une balle de plomb dans le corps, son intestin est blessé.

Après le repas et la nuit il a la sensation d'angoisse précordiale, il va mourir.

Le malade présente des exacerbations qui coïncident avec l'aggravation des troubles intestinaux et la constipation.

Enfin le malade se fond tout entier dans ses sensations, il se lamente comme une femme hystérique et se plaint d'une foule de douleurs.

Il n'a plus une goutte de sang, il n'a plus un seul organe bien portant, sa chair a disparu, son cœur est déchiré, le fil de sa vie est rompu, etc.

Pendant l'année 1880, il se lance de plus en plus dans ses préoccupations hypocondriaques, devient indifférent à tout ce qui l'entoure. L'intérêt qu'il portait auparavant aux questions de sa profession s'éteint de plus en plus, il s'occupe uniquement des battements de son cœur, de son pouls, de sa langue, de ses selles, de ses urines. Il ne se gêne pas pour porter ses matières fécales dans du papier et les montrer aux autres malades et au médecin, etc. Au commencement de 1881 le malade met fin à ses jours, dans un accès d'angoisse il casse au carreaux avec ses souliers et se fait avec les morceaux des blessures telles qui en résulte une hémorragie mortelle.

La lecture de ces observations suffira, nous le croyons, à montrer la fréquence de l'hypocondrie dans la démence, la variété de formes qu'elle peut y prendre et par conséquent le peu de valeur diagnostique qu'elle aurait en dehors de l'histoire du malade et de sa maladie.

IV

Hypocondrie dans le délire chronique.

Sous le nom de délire chronique à évolution systématique et progressive, M. Magnan veut définir une maladie dont l'évolution régulière, presque fatale, en fait une entité qu'il faut distinguer de toutes les autres formes mentales. Le délirant chronique parcourt sa voie pathologique en quatre étapes successives dont voici le schéma :

« 1° Il est d'abord soumis à une période d'incubation qui passe souvent inaperçue. Il est triste; ses idées sont assombries, le monde extérieur le heurte péniblement, il est dans une anxiété vague qu'il ne s'explique pas encore, il ne délire pas, il est *inquiet;*

« 2° Peu à peu ses idées pénibles prennent corps, les conceptions délirantes surgissent et se systématisent; il est *persécuté;*

« 3° Le délire poursuit sa marche progressive en se systématisant de plus en plus, et l'on voit à travers les idées de persécution apparaître quelques idées de satisfaction; les conceptions tristes s'atténuent peu à peu et le délire des persécutions est complètement installé; le *persécuté* est devenu *ambitieux;*

« 4° Enfin les facultés s'affaiblissent, les idées s'effritent, se dissocient, et, dans la dislocation graduelle du terrain cérébral, les conceptions délirantes se dissolvent; l'*ambitieux* est un *dément.* »

Nous le suivons absolument dans cette voie et si nous ne nous occupons que d'hypocondrie corporelle nous affirmons que chez tous les délirants chroniques que nous avons observés, il n'y a jamais eu d'hypocondrie ni avant, ni pendant la maladie.

Rien ne nous semble plus difficile que de faire croire à un

délirant chronique qu'il est malade. Nous en avons vu attribuer l'usure de leurs dents, le picotement que leur causait un cor, les taches de leur peau, etc., à leurs persécuteurs, et pas un ne voulait se croire malade. Il est certain qu'ils ont de commun avec les hypocondriaques des troubles de la sensibilité générale et l'observation constante et minutieuse de ces sensations, mais ni l'interprétation, ni les résultats en sont les mêmes. J'en prends à témoin Lasègue lui-même qui décrit ainsi le passage de la période de sensations à la période d'interprétation : « La transition se fait alors par un raisonnement toujours le même. Les maux que je subis sont extraordinaires; j'ai enduré de bien plus rudes atteintes, mais je les concevais et j'en devinais plus ou moins la raison; ici je me trouve dans des conditions étranges qui ne dépendent ni de ma santé, ni de ma position, qui ne relèvent en rien du milieu où je vis, il faut que quelque chose d'extérieur, d'indépendant de moi-même intervienne; or, je souffre, je suis malheureux, des ennemis seuls peuvent avoir intérêt à me causer de la peine, je dois donc soupçonner des intentions hostiles en regard de ces sensations pénibles (1). »

On le voit, dès le début de sa maladie, le délirant chronique raisonne en persécuté et rien qu'en persécuté.

Nous croyons qu'il y aurait danger d'embrouiller la question en confondant ces deux processus intellectuels : hypocondrie et persécution. Aussi nous rejetons absolument le nom de période hypocondriaque que certains auteurs ont voulu donner à la période d'hésitation dans le délire chronique.

Et quelle différence dans la marche et dans le pronostic. L'un est triste, il se croit malade, court chez les médecins, il craint constamment pour son existence, en arrive à des moments de désespoir pendant lesquels il peut se suicider.

L'autre résiste de plus en plus, il va chez les autorités, il marche lentement mais sûrement vers ses idées de grandeur, et le suicide ne le préoccupe que très passagèrement.

Le délirant chronique a-t-il été hypocondriaque avant l'invasion de son délire? nous ne le croyons pas, et pourtant notre attention portée de ce côté depuis deux ans nous a fait poser des questions dans ce sens; toujours la réponse a été négative.

Sont-ils même hypocondriaques moraux ou affectifs ? M. Magnan croit que c'est l'exception, et Lasègue semble être à peu près du

____

(1) Études médicales. Délire de persécution.

même avis : « Le délire de persécution, dit-il, n'est pas la conséquence d'une forme de caractère ; il se produit chez des individus
très différents les uns des autres par leur humeur habituelle, la
nature et le degré de leur intelligence et par leur position
sociale. »

Nous n'insisterons pas sur cette question, qui préoccupe la
société médico-psychologique depuis si longtemps; notre expérience, croyons-nous, n'est pas assez grande pour que nous nous
permettions d'avoir une opinion arrêtée sur ce sujet.

V

Hypocondrie dans la mélancolie.

L'hypocondrie admet évidemment un élément intellectuel dépressif qui, pour les symptomatologistes, peut la faire ranger dans la mélancolie. Mais cette méthode déjà bien ancienne tend à être abandonnée de jour en jour; il en résulte que la mélancolie se réduit aujourd'hui pour beaucoup d'auteurs à une maladie assez rare, caractérisée par un état de dépression somatique générale sur laquelle vient se greffer le plus souvent un délire triste. Le malade, dit M. Magnan « semble s'être mis des verres noirs devant les yeux »; partout où il regarde il voit noir et son état se complique souvent d'illusions et d'hallucinations de la même couleur. Il est assez naturel que lorsque ses regards se portent sur sa propre santé, il voie en noir et que des idées hypocondriaques surgissent dans son délire mais non exclusives et toujours accompagnées de l'élément somatique indiqué plus haut.

Cet élément somatique consiste le plus souvent en un retentissement de la dépression psychique sur toute la nutrition du malade; celui-ci semble devenir un exemple vivant de ce qu'énonce et démontre si bien M. le pʳ Bouchard : « Le système nerveux est pour les animaux ce que sont la chaleur et la lumière pour les végétaux. » Le malade ressemble en effet à un végétal qui s'étiole, sa nutrition se ralentit et aboutit à un degré plus ou moins avancé de l'état décrit avec tant de talent par M. Baillarger sous le nom de stupeur.

L'hypocondrie, il est vrai, peut quelquefois amener cet état de dépression mélancolique, mais toujours ce phénomène sera secondaire et l'histoire du malade permettra facilement le diagnostic.

CONCLUSIONS

L'hypocondrie est un trouble intellectuel qui porte l'individu à se préoccuper continuellement de sa santé et à attacher à ses sensations réelles ou imaginaires, une importance exagérée.

La neurasthénie doit être rapprochée de l'hypocondrie des anciens, mais elle est absolument distincte de l'hypocondrie des modernes. Elle peut engendrer l'hypocondrie, mais celle-ci, pour atteindre un certain développement, demande un terrain intellectuel spécial qui lui est offert, le plus souvent, par la dégénérescence mentale ou par l'affaiblissement psychique.

Ainsi réduite à l'état de symptôme, l'hypocondrie n'a de valeur diagnostique que par l'état mental sur lequel elle se greffe.

TABLE DES MATIÈRES

PARIS. — IMPRIMERIE A. LANIER & SES FILS

14, RUE SÉGUIER

9 782019 219123